Frankenstein/Täger

Kodierleitfaden für die Kardiologie 2026

Kodierleitfaden für die Kardiologie 2026

Inklusive der aktuellen FoKA- und MD-Empfehlungen

von

Prof. Dr. Lutz Frankenstein

Prof. Dr. Tobias Täger

21. Auflage 2026

medhochzwei

Anschrift der Autoren:
Prof. Dr. med. Lutz Frankenstein
Universitätsklinik Heidelberg,
Abt. Innere Medizin III –
Kardiologie, Angiologie und Pneumologie
Im Neuenheimer Feld 410
69120 Heidelberg
Lutz.Frankenstein@med.uni-heidelberg.de

Prof Dr. Tobias Täger
Universitätsklinik Heidelberg,
Abt. Innere Medizin III
Kardiologie, Angiologie und Pneumologie
Im Neuenheimer Feld 410
69120 Heidelberg
tobias.taeger@med.uni-heidelberg.de

Bibliografische Information der Deutschen Nationalbibliothek
Die Deutsche Nationalbibliothek verzeichnet diese Publikation in der Deutschen Nationalbibliografie; detaillierte bibliografische Daten sind im Internet über
http://dnb.d-nb.de abrufbar.

Bei der Herstellung des Werkes haben wir uns zukunftsbewusst für umweltverträgliche und wiederverwertbare Materialien entschieden. Der Inhalt ist auf elementar chlorfreiem Papier gedruckt.

ISBN 978-3-98800-222-8
ISBN eBook: 978-3-98800-223-5

Alte Eppelheimer Str. 42/1
69115 Heidelberg
E-Mail: info@medhochzwei-verlag.de
Web: www.medhochzwei-verlag.de

Satz: Reemers Publishing Services GmbH, Krefeld
Umschlaggestaltung: kreativmedia KONZEPTION & DESIGN, Hückelhoven
Titelbild: Florian Augustin/Shutterstock.com
Druck: ADverts printing house, Dzelzavas Str. 124, Riga, LV-1021, Latvia
A001

Vorwort

Das DRG-Jahr 2026 ist für die Kardiologie das Jahr der Ambulantisierung. Quer durch alle kardiologischen Kernleistungen ist dies umgesetzt worden. Dabei war die Zuordnung zum Teil so komplex, dass einzelne kardiologische Kern-DRG nicht einer singulären Hybrid-DRG, sondern stattdessen gleich mehreren zugeordnet wurden.

Dabei ist die Logik der Zuordnung revers: In einem ersten Schritt wird die Mutter-DRG bestimmt und erst in einem zweiten Schritt geprüft – und zwar über individuelle Tabellen und Kontextfaktoren – ob eine Hybrid-DRG vorliegt. Dies liegt an der Entstehung – nämlich der vorgegebenen Notwendigkeit, für das Jahr 2026 1 Million Fälle zu identifizieren, die so abrechenbar wären. Da nun einmal aber das Konzept „DRG" eine Aggregation und eben keinen Individualbezug bedeutet, war es inhärent schwierig, einzelne Leistungen ein-eindeutig zuzuordnen.

Ob oder ob nicht diese Logik Bestand hat und in welche Richtung sich das Gesamtkonzept entwickelt, wird sich noch zeigen. Vorgesehen ist zumindest aktuell, dass alle 2 Jahre 500.000 neue Fälle aus der vollstationären Abrechnung ausgegliedert werden und am Ende die Vergütung auf EBM-Niveau erfolgt.

Umgekehrt ist das aber auch der Grund, warum wir für unser Kodierbeispiele ausschließlich stationäre DRG aufführen – die Abrechnungsmodalität ist im Einzelfall kaum zu beeinflussen und die Informationen sind in erster Näherung komplementär zueinander.

Nehmen Sie wie üblich gerne Kontakt mit den Autoren auf: Nur durch Ihr Feedback lebt dieser Kodierleitfaden und richtet sich an praktische Anwender im Krankenhaus. Ein Dank voran an alle Leser für Ihre Kommentare und Hinweise.

Heidelberg, Januar 2026

Lutz Frankenstein und
Tobias Täger

Benutzungshinweise:

Verweise auf die Deutschen Kodierrichtlinien (DKR) sowie die FoKA- oder MD-Empfehlungen sind jeweils in eckigen Klammern angegeben, z.B. [DKR 0902].

Die Empfehlungen des Fachausschusses für ordnungsgemäße Kodierung und Abrechnung (FoKA) der DGfM (Stand November 2023) finden sie auf folgender Webseite:
http://foka.medizincontroller.de

Als Grundlage für die MD-Kodierempfehlungen wurden die SEG4-Empfehlungen (letzte Änderung 07.02.2025) benutzt, welche unter https://www.medizinischerdienst.de/fileadmin/MD-zentraler-Ordner/Downloads/15_Expertengruppen/SEG4_Kodierempfehlungen_2025_001-621_250304.pdf herunterladbar sind.

Die aktuellsten DKR sowie den Fallpauschalen-Katalog finden Sie immer auf den Webseiten der Selbstverwaltung bzw. des InEKs: www.g-drg.de.

Dort finden Sie auch die aktuelle Liste der Entscheidungen des Schlichtungsausschusses. Da es auch weiterhin noch offene/strittige Fragen zwischen dem MD und dem FoKA gibt, lohnt es sich immer, die jeweils aktuelle Liste dort abzurufen – hier der direkte Link: www.g-drg.de/schlichtungsausschuss-nach-19-khg/entscheidungen-des-schlichtungsausschusses

Für die Berechnung der Euro-Beträge in unseren Beispieltabellen haben wir (rein willkürlich) den BBFW um den Veränderungswert erhöht. Aufgrund der Änderung der Berechnung des BBFW wird dieser nicht mehr zu Beginn eines Jahres zur Verfügung stehen.

Inhaltsverzeichnis

Vorwort 5

Abkürzungsverzeichnis 13

1 Einführung 15
1.1 Hauptdiagnose 15
1.2 Nebendiagnose 16
1.3 Symptome 16
1.4 Beispielfälle Symptome 17
1.5 Prozedur 18

2 Chronisch ischämische Herzkrankheit 19
2.1 KHK der natürlichen Koronarien 19
2.2 Ischämische Herzkrankheit von Bypässen oder Stents 20
2.3 Beispielfälle chronisch ischämische Herzkrankheit 21

3 Akutes Koronarsyndrom 23
3.1 Beispielfälle akutes Koronarsyndrom 23

4 Brustschmerzen 25

5 Angina pectoris 27

6 Akuter Myokardinfarkt 29
6.1 Myokardinfarkt während eines Aufenthaltes 30
6.2 Komplikationen eines Myokardinfarktes 31
6.3 Lysetherapie 32
6.4 GP2b/3a-Antagonisten & Thrombin-Inhibitor 32
6.5 Postinfarkt-Angina 34
6.6 Postinfarkt-Syndrom 35
6.7 Rezidivierender Myokardinfarkt 35
6.8 Alter Myokardinfarkt 35
6.9 Ausschluss Myokardinfarkt 36
6.10 Beispielfälle akuter Myokardinfarkt 37
6.11 Isolierte Erhöhung der Nekrosemarker (Troponin) 38

7 Sonstige akute und chronische ischämische Herzkrankheiten ... 39
7.1 Sonstige akute ischämische Herzkrankheiten ... 39
7.2 Sonstige chronische ischämische Herzkrankheiten .. 39

8 Blutdruck und Blutdruck-Folgekrankheiten ... 41
8.1 Essentieller Hypertonus ... 41
8.2 Hypertensive Herzkrankheit ... 42
8.3 Sekundäre Hypertonie ... 44
8.4 Renale (sympathische) Denervierung ... 45
8.5 Beispielfälle Hypertonus und hypertensive Herzkrankheit ... 46
8.6 Pulmonale Hypertonie ... 47
8.7 Hypotonie ... 48
8.8 Beispielfälle pulmonale Hypertonie und Hypotonie ... 49

9 Herzinsuffizienz ... 51
9.1 Linksherzinsuffizienz ... 51
9.2 Rechtsherzinsuffizienz ... 52
9.3 Globale Herzinsuffizienz, diastolische Herzinsuffizienz ... 52
9.4 Akutes Lungenödem/Stauungspneumonie ... 53
9.5 Beispielfälle Herzinsuffizienz ... 54

10 Kardiomyopathie ... 55
10.1 Primäre und sekundäre Kardiomyopathie ... 55
10.2 Beispielfälle Kardiomyopathie ... 57

11 Synkopen ... 59
11.1 Beispielfälle Synkope ... 59

12 Herzrhythmusstörungen ... 61
12.1 Nicht näher bezeichnete Arrhythmien ... 61
12.2 Vorhofflimmern und Vorhofflattern ... 62
12.3 Paroxysmale Tachykardie ... 62
12.4 Herzblöcke ... 63
12.5 Sonstige Erregungsleitungsstörungen und Arrhythmien ... 64
12.6 Beispielfälle Herzrhythmusstörungen ... 65

13 Herzklappenerkrankungen....67
13.1 Nicht-rheumatische Herzklappenerkrankung....67
13.2 Rheumatische Herzklappenerkrankung....68
13.3 Angeborene Herzklappenerkrankung....69
13.4 Multiple Herzklappenerkrankung....70
13.5 Zustand nach Herzklappenersatz....70
13.6 Beispielfälle Herzklappenerkrankungen....71

14 Kardiologische Notfälle....73
14.1 Lungenembolie....73
14.1.1 Lungenembolie bei TVT....73
14.2 Herzstillstand und Reanimation....74
14.3 Kardiogener Schock....75
14.4 Aortendissektion....75
14.5 Beispielfälle kardiologische Notfälle....76

15 Herztransplantation....79
15.1 Evaluation zur Herztransplantation....79
15.2 Stationäre Aufenthalte gelisteter Patienten ohne Transplantation im gleichen Aufenthalt....81
15.3 Beispielfälle vor der Herztransplantation....82
15.4 Stationärer Aufenthalt mit Transplantation....84
15.5 Beispielfälle während der Herztransplantation....85
15.6 Herztransplantation in der Anamnese....86
15.7 Beispielfälle mit Herztransplantation in der Anamnese....87

16 Stammzelltransfusion....89
16.1 Beispiel Stammzelltransfusion....90

17 Kardiologische Frührehabilitation....91
17.1 Beispiele kardiologischer Frührehabilitation....95

18 Häufige Nebendiagnosen in der Kardiologie....97
18.1 Stoffwechselerkrankungen....97
18.2 Nierenerkrankungen....98
18.3 Komplikationen....98
18.4 Infektionen....99
18.5 PAVK....100

19 Herzkatheter ... 101
19.1 Transarterieller Linksherzkatheter ... 101
19.2 Transseptaler Linksherzkatheter ... 102
19.3 Rechtsherzkatheter ... 102
19.4 Kombinierter Links-/Rechtsherzkatheter ... 103
19.5 Biopsie ... 103
19.6 IVUS/Flussmessung/OCT ... 103
19.7 Angiokardiographien ... 104
19.8 Katheter bei univentrikulärem Herzen ... 105
19.9 Weitere Katheteruntersuchungen ... 105
19.10 Beispielfälle Herzkatheter ... 106

20 Perkutane Koronarinterventionen (PCI) ... 109
20.1 Embolieprotektionssysteme ... 109
20.2 Verschlusssysteme ... 109
20.3 Spasmolyse/Thrombaspiration ... 111
20.4 Liste der PCI-Prozeduren ... 111
20.5 Beispielfälle PCI-Prozeduren ... 119
20.6 Übersicht Kodierung PCI-DRGs ... 121

21 Stentimplantation und medikamentenfreisetzender Ballon ... 125
21.1 Stenttypen ... 125
21.2 Wirkstoff und Grundgerüst der Stents ... 130
21.3 Medikamentenfreisetzender Ballon ... 132
21.4 Stents in der Anamnese ... 133
21.5 Stentverschlussprophylaxe ... 133
21.6 Stentverschluss ... 134
21.7 Beispielfälle Stentimplantation ... 134

22 Elektrophysiologische Untersuchungen ... 137
22.1 Kathetergestützte EPU ... 137
22.2 Nicht kathetergestützte EPU ... 138
22.3 Beispielfälle EPU ... 139

23 Mapping und Ablationen ... 141
23.1 Kardiales Mapping ... 141
23.2 Ablationen ... 141
23.3 Ablations-DRGs ... 144

23.4 Beispielfälle Ablationen ... 145
23.5 Übersicht Kodierung Elektrophysiologie-DRGs ... 146

24 Herzschrittmacher/Defibrillatoren/sonstige Devices ... 149
24.1 Aggregatimplantation ... 149
24.2 Überprüfung/Vorhandensein eines Aggregates ... 152
24.3 Aggregatentfernung ... 152
24.4 Aggregatwechsel ... 154
24.5 Korrekturen ... 156
24.6 Systemumstellung ... 156
24.7 Temporärer Herzschrittmacher/Elektroden ... 159
24.8 Ereignisrekorder ... 160
24.9 Kabellose Stimulationssysteme und intrakardiale Pulsgeneratoren ... 160
24.10 Kardiale Kontraktionsmodulation (CCM) ... 162
24.11 Beispielfälle Herzschrittmacher/Defibrillatoren ... 162
24.12 Übersicht Kodierung Herzschrittmacher und Defibrillatoren ... 164

25 Minimalinvasive/interventionelle Eingriffe an Herz und Herzklappen ... 175
25.1 Aortenklappe ... 175
25.2 Pulmonalklappe ... 176
25.3 Mitralklappe ... 176
25.3.1 Mitralklappenersatz ... 177
25.3.2 Mitralklappenrekonstruktion ... 177
25.4 Trikuspidalklappe ... 178
25.4.1 Trikuspidalklappenersatz ... 178
25.4.2 Trikuspidalklappenrekonstruktion ... 179
25.4.3 Trikuspidalklappe – Bailout Verfahren ... 179
25.5 Sonstige Herzklappen-Verfahren ... 180
25.6 Paravalvuläre Leckage ... 180
25.7 Septostomie-Devices ... 181

26 Unterbrochene Prozeduren/Operationen ... 183
26.1 Beispielfälle unterbrochene Operationen ... 184

27 Prozeduren, die nur einmal verwendet werden dürfen ... 187

28 NUBs und Zusatzentgelte 189
28.1 NUB 2026 189
28.2 Integration NUB in das DRG-System 189
28.3 ZE 189

29 Änderungen 2026 gegenüber 2025 193
29.1 ICD 193
29.2 CC-Matrix 196
29.3 OPS 196
29.4 Deutsche Kodierrichtlinien 2026 198
29.5 AOP 198
29.6 Hybrid-DRG 199

30 Verbringungen 203

31 Ambulantes Operieren 205
31.1 AOP-Fall wird stationär aufgenommen 205
31.2 AOP-Systematik 206
31.3 AOP-Kataloge 206

32 Hybrid-DRG 223

33 Link-Sammlung 225

Stichwortverzeichnis 227

Abkürzungsverzeichnis

a. n. k	anderenorts nicht klassifiziert
AOP	Ambulantes Operieren
AP	Angina pectoris
CM	Casemix
CMI	Casemix Index
DGfM	Deutsche Gesellschaft für Medizincontrolling e. V.
DKR	Deutsche Kodierrichtlinie
DRG	Diagnosis Related Group
FoKA	Fachausschuss für ordnungsgemäße Kodierung und Abrechnung der Deutschen Gesellschaft für Medizincontrolling e. V.
G-AEP	German appropiateness evaluationprotocol
G-DRG	German diagnosis related group
GP2b/3a	Glykoprotein IIb/IIIa
HD	Hauptdiagnose
HTX	Herztransplantation
iAP	instabile Angina pectoris
ICD-10	Internationale Klassifikation der Krankheiten, 10. Revision
InEK	Institut für das Entgeltsystem im Krankenhaus
KDE	Kodierempfehlung
KHEntgG	Krankenhausentgelt-Gesetz
KHK	koronare Herzkrankheit
MD	Medizinischer Dienst der Krankenversicherung
Morbi-	morbiditätsorientiert
mVWD	mittlere Verweildauer
n. n. b./ n. n. bez.	nicht näher bezeichnet
ND	Nebendiagnose
NUB	Neue Untersuchungs- und Behandlungsmethode
NYHA	New York Heart Association

oGV(W)D	obere Grenzverweildauer
o. n. A.	ohne nähere Angaben
OPS	Operationen- und Prozedurenschlüssel
RG	Relativgewicht
RSA	Risikostrukturausgleich
uGV(W)D	untere Grenzverweildauer
V. a.	Verdacht auf
VWD	Verweildauer (= Liegedauer abzüglich Entlass- oder Verlegungstag)
ZE	Zusatzentgelt
Z. n.	Zustand nach

1 Einführung

Keine Diagnose ohne Mehraufwand, keine Prozedur ohne Durchführung!

Folgt man diesem Satz, umschifft man schon die gröbsten Fehler der Verschlüsselung. Das DRG-System ersetzt weder die medizinische Befundung (auch wenn Arztbriefe scheinbar kaum noch ohne ICD-Kodes auskommen) noch wurde der ICD-Katalog zu Abrechnungszwecken entworfen. Aber mit gesundem Menschenverstand und dem Wissen, dass eine DRG-Verschlüsselung nicht als medizinische Dokumentation gedacht ist, gelingt das Auswählen der korrekten Diagnosen und Prozeduren in den meisten Fällen ohne Probleme.

1.1 Hauptdiagnose

Die Hauptdiagnose ist einfach zu beschreiben: der Grund, wieso der Patient ganz am Anfang stationär aufgenommen wurde (u. U. nicht, warum er primär in die Klinik kam). Dies ist retrospektiv zu bewerten, da dann z. B. ein Myokardinfarkt auch als ursächliche Erkrankung eines Brustschmerzes diagnostiziert wurde. Alle Diagnosen, die neu in der Klinik auftreten, können daher laut dieser Definition keine Hauptdiagnosen sein, auch wenn ihr medizinischer und ökonomischer Aufwand als Nebendiagnose nicht korrekt abgebildet wird, wie z. B. der auf der Station auftretende Vorderwandinfarkt eines Patienten in einer Hautklinik. Abteilungsgrenzen müssen in der Fallsicht überwunden werden, denn das DRG-System berücksichtigt nur komplette Krankenhausfälle und keine internen Verlegungen. Auch wird es immer vorkommen, dass eine ermittelte DRG die entstandenen Kosten nicht abdecken kann. Dadurch dass die DRGs Durchschnittswerte von Mischkalkulationen sind, kann im Einzelfall eine ungünstige Konstellation auftreten.

1.2 Nebendiagnose

Sämtliche weiteren Erkrankungen des Patienten während seines Aufenthaltes, die in irgendeiner Weise einen dokumentierten Aufwand erzeugt haben, dürfen als Nebendiagnosen verschlüsselt werden. Abnorme diagnostische Befunde (Labor, Röntgen, Pathologie) können jedoch nur kodiert werden, wenn sie entweder eine Therapie mit sich ziehen oder eine weiterführende Diagnostik veranlassen, dazu gehört aber nicht die alleinige Kontrolle des abnormen Befundes [DKR D003, MD 13, FoKA So-003].

Bezieht sich ein dokumentierter Aufwand auf mehrere Nebendiagnosen, so kann trotzdem jede einzelne verschlüsselt werden. Das ist seit 2013 explizit in der DKR D003 geregelt. [MD 26, FoKA So-005].

1.3 Symptome

Symptome, insbesondere Diagnosen des Kapitels 18 „Symptome und abnorme klinische und Laborbefunde, die anderenorts nicht klassifiziert sind", können nur dann als Hauptdiagnose kodiert werden, wenn die zugrundeliegende Krankheit zum Zeitpunkt der Aufnahme zwar bekannt ist, jedoch nur das Symptom behandelt wird. Die Erkrankung wird in diesem Fall zusätzlich noch als Nebendiagnose verschlüsselt [D002]. Die die Kodierung von Symptomen als Nebendiagnose ist immer dann statthaft, wenn die nötigen Kriterien erfüllt sind [D003].

1.4 Beispielfälle Symptome

Grund der Aufnahme	Hauptdiagnose	Nebendiagnose	Prozedur	DRG
Aszitespunktion bei Rechtsherzinsuffizienz	R18	I50.0-	8-153	Z65Z
Vorderwandinfarkt mit kardiogenem Schock	I21.0	R57.0		F60-
Pathologisches EKG ohne Beschwerden	R94.3			F71-

ICD:

R18 Aszites
I50.0- Rechtsherzinsuffizienz
I21.0 Akuter transmuraler Myokardinfarkt der Vorderwand
R57.0 kardiogener Schock
R94.3 Abnorme Ergebnisse von kardiovaskulären Funktionsprüfungen (z. B. EKG)

OPS:

8-153 Therapeutische perkutane Punktion der Bauchhöhle

DRG:

Z65Z Beschwerden, Symptome, andere Anomalien und Nachbehandlung
F60- Akuter Myokardinfarkt ohne invasive kardiologische Diagnostik
F71- Nicht schwere kardiale Arrhythmie und Erregungsleitungsstörungen

1.5 Prozedur

Jede durchgeführte Prozedur wird kodiert, wenn sie mittels OPS-Ziffer abgebildet werden kann [DKR P001]. Lediglich Prozeduren, die standardmäßig ein Teil einer Operation sind, werden nicht zusätzlich kodiert, sondern nur der Eingriff als ganzer. So wird eine diagnostische Pleurapunktion bei Durchführung und Kodierung einer therapeutischen Pleurapunktion nicht zusätzlich mit angegeben, da eine therapeutische Punktion auch standardmäßig die diagnostische beinhaltet.

Kapitel 27 listet kardiologische Prozeduren auf, die nur einmal pro stationärem Aufenthalt verwendet werden dürfen.

2 Chronisch ischämische Herzkrankheit

Die KHK (I25.1-) sollte nur ohne Symptome als Hauptdiagnose verschlüsselt werden. Liegen andere aktuelle Ausprägungen der Herzkrankheit vor, die eine stationäre Aufnahme begründen – z. B. Angina pectoris (I20.-) oder eine Linksherzinsuffizienz (I50.1-) –, so sind diese immer der KHK vorzuziehen.

Dagegen ist die KHK als Nebendiagnose bei nahezu jedem KHK-Patienten gerechtfertigt, so lange ein Mehraufwand dokumentiert ist (z. B. durch medikamentöse Therapie oder eine invasive Diagnostik).

2.1 KHK der natürlichen Koronarien

Die Kodes, die die Anzahl der betroffenen Koronarien angeben, können gleichzeitig mit dem spezifischen Kode für eine Hauptstammstenose gebraucht werden. Die genaue Reihenfolge ist dabei unerheblich. Gemäß DKR D002 kann der Arzt selber entscheiden, welche Diagnose er als Hauptdiagnose wählt, ein Unterschied bei der DRG-Gruppierung ergibt sich dadurch nicht.

Bei der präoperativen Koronarangiographie eines Risikopatienten (auch vor nicht-kardiologischen OP) ist die KHK ebenfalls die HD – vorausgesetzt, man findet mindestens eine Koronarsklerose (I25.10) [MD 314]. Das folgt aus der DKR zur „Verdachtsdiagnose" – denn wegen dieses Verdachts erfolgt ja die Koro.

ICD:

I25.10	Atherosklerotische Herzkrankheit, ohne hämodynamisch wirksame Stenosen
I25.11	Ein-Gefäßerkrankung
I25.12	Zwei-Gefäßerkrankung
I25.13	Drei-Gefäßerkrankung
I25.14	Stenose des linken Hauptstammes

2.2 Ischämische Herzkrankheit von Bypässen oder Stents

Soll nur die anamnestische Information eines Bypasses/Stents verschlüsselt werden, so wird ein Z-Kode gebraucht. Selbstverständlich muss gemäß der Nebendiagnosendefinition [DKR D003] ein Mehraufwand vorhanden sein.

Z95.1 Vorhandensein eines aortokoronaren Bypasses

Z95.5 Vorhandensein eines Implantates oder Transplantates nach koronarer Gefäßplastik

Liegt eine Erkrankung des Bypasses/Stents selbst vor, so wird das zusätzlich zur KHK (I25.11 bis I25.13) kodiert. Die Z95.1 bzw. Z95.5 wird in diesem Fall nicht mehr angegeben.

I25.15 Atherosklerotische Herzkrankheit mit stenosierten Bypass-Gefäßen

I25.16 Stenose eines Stents

Thrombosen und nicht-atherosklerotische Stenosen werden mit dem Komplikations-Kode T82.8 beschrieben.

T82.8 Sonstige näher bezeichnete Komplikationen durch Prothesen, Implantate oder Transplantate im Herzen und in den Gefäßen

Wird ein Patient nach einer Bypass-Operation direkt in ein anderes Haus zur Weiterbehandlung verlegt, so bleibt auch im anderen Krankenhaus die ursprüngliche KHK die Hauptdiagnose des Patienten, ergänzt um den Kode des Bypasses [MD 22, FoKA I-004].

2.3 Beispielfälle chronisch ischämische Herzkrankheit

Grund der Aufnahme	Haupt-diagnose	Neben-diagnose	Prozedur	DRG
1-GE KHK	I25.11			F66-
3-GE KHK mit Haupt-stammstenose	I25.13	I25.14		F66-
3-GE KHK mit Haupt-stammstenose	I25.14	I25.13		F66-
2-GE KHK mit chronisch stenosiertem Bypass-Gefäß	I25.15	I25.12		F66-
Direkte Verlegung in ein weiteres Haus zur Weiterbehandlung direkt nach Bypass-OP, Kodierung des 2. Hauses.	I25.1-	Z95.1		F66-

ICD:

I25.11 Ein-Gefäß-Erkrankung
I25.12 Zwei-Gefäß-Erkrankung
I25.13 Drei-Gefäß-Erkrankung
I25.14 Stenose des linken Hauptstammes
I25.15 Mit stenosierten Bypass-Gefäßen
I25.16 Mit stenosierten Stents
I25.1- Atherosklerotische Herzkrankheit
Z95.1 Vorhandensein eines aortokoronaren Bypasses

DRG:

F66- Koronararteriosklerose

3 Akutes Koronarsyndrom

Bei Vorliegen eines akuten Koronarsyndroms (ACS) hängt die Kodierung von den Begleitbefunden ab. Sobald ein erhöhter Troponin-Wert vorliegt, wird das ACS als akuter Myokardinfarkt (I21.-) verschlüsselt (siehe DGK: http://leitlinien.dgk.org). Ohne erhöhten Troponin-Wert, aber bei Vorliegen eines kardiologischen Korrelates, wird die Diagnose „instabile Angina pectoris" (I20.0) verwendet.

In allen Fällen, in denen die Herkunft des Brustschmerzes nicht festgestellt werden kann, muss das Symptom (R07.-) selbst verschlüsselt werden (siehe Kap. 1.3). Zur Differenzierung verweisen wir auf die beiden nachfolgenden Kapitel 4 (Brustschmerzen) und 5 (Angina Pectoris).

Als Nebendiagnose stationärer Fälle sollte die Beobachtung bei V. a. Herzinfarkt (Z03.4) verschlüsselt werden, solange kein Myokardinfarkt vorliegt. Diese hilft in vielen Fällen zur Rechtfertigung einer Prüfung der primären Fehlbelegung – die AOP-Kontextfaktoren (haben die G-AEP-Kriterien abgelöst) beinhalten leider keine Z-Kodes.

3.1 Beispielfälle akutes Koronarsyndrom

Grund der Aufnahme	Hauptdiagnose	Nebendiagnose	Prozedur	DRG
ACS, aber kein Korrelat gefunden	z. B. R07.2	Z03.4		F74Z
ACS, kardiologisches Korrelat gefunden, aber negatives cardiales Troponin T	I20.0	I25.1-, Z03.4		F72-

Grund der Aufnahme	Haupt-diagnose	Neben-diagnose	Prozedur	DRG
ACS, kardiologisches Korrelat gefunden und positives cardiales Troponin T	I21.- oder I22.-	I25.1-		F60-
Thoraxschmerzen, verursacht von einer nichtkardiologischen Ursache	z. B. M54.14	Z03.4		I68-

ICD:

R07.2 Präkordiale Schmerzen
Z03.4 Beobachtung bei Verdacht auf Herzinfarkt
I20.0 Instabile Angina pectoris
I21.- Akuter Myokardinfarkt
I22.- Rezidivierender Myokardinfarkt
I25.1- Atherosklerotische Herzkrankheit
M54.14 Radikulopathie: Thorakalbereich

DRG:

F74Z Thoraxschmerz
F72- Angina pectoris
F60- Akuter Myokardinfarkt ohne invasive kardiologische Diagnostik
I68- Nicht operativ behandelte Erkrankungen und Verletzungen im Wirbelsäulenbereich

4 Brustschmerzen

Brustschmerzen dürfen nach DKR D002 nur dann unspezifisch als Symptom verschlüsselt werden, wenn die zugrundeliegende Erkrankung nicht diagnostiziert werden konnte (Kap. 1.3). Sobald eine definitive Ursache der Schmerzen erkannt wurde, ist nur noch diese als Hauptdiagnose zu verwenden, der Kode für die Brustschmerzen entfällt [MD 47, MD 65, FoKA I-006, FoKA I-007, DKR D002].

Bei notfallmäßiger Aufnahme mit Brustschmerzen sollte zusätzlich immer die Kodierung des nicht schweregradrelevanten Z-Kodes Z03.4 *Beobachtung bei Verdacht auf Herzinfarkt* erfolgen.

ICD:

R07.1	Brustschmerzen bei der Atmung, schmerzhafte Atmung
R07.2	Präkordiale Schmerzen
R07.3	Sonstige Brustschmerzen, Schmerzen in der vorderen Brustwand o. n. A.
R07.4	Brustschmerzen, nicht näher bezeichnet
Z03.4	Beobachtung bei Verdacht auf Herzinfarkt

5 Angina pectoris

Ergibt die Untersuchung nach Aufnahme wegen ACS ein kardiologisches Korrelat, so ist die Diagnose instabile Angina pectoris (iAP, I20.0) zu verwenden. Eine KHK (I25.1-) wird in diesem Fall immer nur als Nebendiagnose verschlüsselt und darf nie vor der iAP stehen. Gemäß Entscheidung des Schlichtungsausschuss zur KDE 47 (25.11.2020) kann die Diagnose rein klinisch gestellt werden – also ohne apparativen Nachweis der Ischämie [MD 4/47/65/158/172, FoKA I-006, I-007]. Hier folgt der Schlichtungsausschuss der ESC-Leitlinie „Guidelines for the diagnosis and management of chronic coronary syndromes".

Bei notfallmäßiger Aufnahme mit iAP sollte – ebenso wie bei den unspezifischen Brustschmerzen – zusätzlich immer die Kodierung des Z-Kodes Z03.4 *Beobachtung bei Verdacht auf Herzinfarkt* erfolgen.

Auch die stabile oder andere Formen der Angina pectoris stehen immer vor der KHK und werden bei ihrem Vorliegen stets als Hauptdiagnose verschlüsselt. Eine Schweregrad-Einteilung nach der Klassifikation der Canadian Cardiovascular Society (CCS) ist mittels ICD-10 leider nicht möglich.

ICD:

I20.0	instabile Angina pectoris (iAP)
I20.0	iAP mit abnehmender Belastungstoleranz
I20.0	Angina de novo (erstmalig auftretend), „New-Onset-Angina"
I20.0	Crescendo-Angina
I20.0	Intermediäres Koronarsyndrom (Graybiel-Syndrom)
I20.0	Drohender Infarkt (Impending infarction)
I20.0	Präinfarkt-Syndrom
I20.1	Angina pectoris mit Koronarspasmus (angiospastisch, spasmusinduziert, „Variant"-Angina)
I20.1	Prinzmetal-Angina pectoris

I20.8	stabile Angina pectoris
I20.8	Belastungsangina
I20.8	Koronares Slow-Flow-Syndrom
I20.8	Sonstige Formen der Angina pectoris
Z03.4	Beobachtung bei Verdacht auf Herzinfarkt

6 Akuter Myokardinfarkt

Per definitionem liegt ein akuter Myokardinfarkt dann vor, wenn mindestens zwei von drei Kriterien gegeben sind:

1. Schmerzereignis oder Äquivalent (z. B. Dyspnoe bei Diabetes),
2. typische EKG-Veränderungen,
3. typische Enzymveränderungen.

Troponin ist dabei eines der sensitivsten Enzyme für eine Myokardischämie. Ein akuter Myokardinfarkt (I21.-) kann gemäß DKR 0901 als Hauptdiagnose sogar bis 28 Tage nach dem Schmerzereignis verschlüsselt werden, falls der Patient aus diesem Grund stationär aufgenommen wird. Dies trifft sowohl für den primären Aufenthalt als auch auf alle darauffolgende Aufenthalte im gleichen oder anderen Krankenhäuser zu. Eine klinische Unterteilung in akuten und subakuten Myokardinfarkt findet im DRG-System nicht statt.

Während Hebungsinfarkte (STEMI) gemäß der Lokalisation (I21.0–I21.2) erfasst werden, verschlüsseln alle Infarkt-Konstellationen ohne Hebungen über die I21.4*. Seit 2025 kann man dabei zumindest den Typ I Infarkt vom Typ II Infarkt trennen – alle anderen Typen sind nicht spezifisch erfassbar. Der klassische Nicht-ST-Elevations-Myokardinfarkt (NSTEMI) [DKR 0901] – der Typ I Infarkt – hat dabei als morphologisches Korrelat in der Koronarangiografie eine signifikante Koronarstenose. Im Gegensatz dazu resultiert ein Typ II Infarkt aus einem funktionellen Missmatch von Sauerstoffangebot und -bedarf aufgrund anderer Ursache (Frequenz-dekompensiertes Vorhofflimmern, hyperintensive Entgleisung etc.). Damit ist der Typ II Infarkt genau genommen eine Ausschlussdiagnose am Ende einer langen Untersuchungskette. Seine willkürliche Verwendung als Verdachtsdiagnose (zum Beispiel bei erhöhtem Troponin) wäre missbräuchlich/falsch.

ICD:

I21.0	Akuter transmuraler Myokardinfarkt (STEMI) der Vorderwand
I21.1	Akuter transmuraler Myokardinfarkt (STEMI) der Hinterwand
I21.2	Akuter transmuraler Myokardinfarkt (STEMI) an sonstigen Lokalisationen
I21.4	Akuter subendokardialer Myokardinfarkt
I21.40	Akuter subendokardialer Myokardinfarkt, Typ-1-Infarkt Nicht-ST-Hebungsinfarkt [NSTEMI], Typ-1-Infarkt
I21.41	Akuter subendokardialer Myokardinfarkt, Typ-2-Infarkt
I21.48	Sonstiger und nicht näher bezeichneter akuter subendokardialer Myokardinfarkt Inkl.: Innenschichtinfarkt/Nicht-ST-Hebungsinfarkt [NSTEMI]/Nichttransmuraler Myokardinfarkt o. n. A.

6.1 Myokardinfarkt während eines Aufenthaltes

Entwickelt sich ein akuter Myokardinfarkt während eines stationären Aufenthaltes, nachdem der Patient mit instabiler Angina pectoris aufgenommen wurde, so ist gemäß DKR 0901 nur der Myokardinfarkt als Hauptdiagnose zu verschlüsseln. Die instabile Angina pectoris (I20.0) wird in diesem Fall nicht mehr verschlüsselt [DKR 0901]. Das ist auch medizinisch sinnvoll, denn die Angina ist Teil der Definition Infarkt.

Handelt es sich bei dem Myokardinfarkt jedoch um eine Komplikation – z. B. nach Katheterintervention als elektiver Eingriff oder bei bis dahin „nur" instabiler Angina – so wird er als weitere Nebendiagnose betrachtet. Ohne die Komplikation wäre es nicht zum Myokardinfarkt gekommen, die Kodierrichtlinie ist also in diesem Fall nicht anzuwenden – was regelmäßig zu einer (falschen/zu ignorierenden) Fehlermeldung des Groupers führt.

6.2 Komplikationen eines Myokardinfarktes

Die häufigsten Komplikationen eines Myokardinfarktes sind in einer eigenen Untergruppe zusammengefasst und sollten in jedem Fall den Komplikationsschlüsseln aus anderen Bereichen vorgezogen werden. Auch hier gelten 28 Tage nach Schmerzereignis als erlaubter Zeitraum zur Kodierung [DKR 0901].

Man sollte sich auch nicht durch das Vorliegen eines Exklusivums abschrecken lassen. „Exklusivum" besagt eben nicht, dass ein Kode aus I23.- nicht gleichzeitig mit einem Kode aus I21.- oder I22.- gebraucht werden darf, sondern, dass diese beiden Gruppen zwei unterschiedliche Erkrankungen beschreiben, die nebeneinander verwendet werden dürfen, wenn sie gleichzeitig beim Patienten vorkommen, jeweils einen getrennten Mehraufwand erzeugen und diagnostisch voneinander abgrenzbar sind (siehe dazu auch Allgemeine Kodierfrage GM-1008 des BfArM – ehem. DIMDI). Das trifft z.B. auf ein Hämoperikard zu, das zu einer Tamponade geführt hat.

ICD:

I23.0	Hämoperikard als akute Komplikation nach akutem Myokardinfarkt
I31.80	Herzbeuteltamponade
I23.1	Vorhofseptumdefekt als akute Komplikation nach akutem Myokardinfarkt
I23.2	Ventrikelseptumdefekt als akute Komplikation nach akutem Myokardinfarkt
I23.3	Ruptur der Herzwand ohne Hämoperikard als akute Komplikation nach akutem Myokardinfarkt (ein gleichzeitiges Hämoperikard I23.0 wird zusätzlich kodiert)
I23.4	Ruptur der Chordae tendineae als akute Komplikation nach akutem Myokardinfarkt
I23.5	Papillarmuskelruptur als akute Komplikation nach akutem Myokardinfarkt
I23.6	Thrombose des Vorhofes, des Herzohres oder der Kammer als akute Komplikation nach akutem Myokardinfarkt
I23.8	Sonstige akute Komplikationen nach akutem Myokardinfarkt

6.3 Lysetherapie

Die Lysetherapie des Myokardinfarktes kann entweder intrakoronar oder systemisch erfolgen. Bei der intrakoronaren Gabe muss man zusätzlich noch angeben, wie viele Koronararterien man selektiv lysiert hat. Während die systemische Lyse in der Kardiologie nicht splitrelevant ist, ist die selektive Thrombolyse Bestandteil der Tabellen „hochkomplexe Intervention" und damit u. U. splitrelevant.

OPS:

8-020.8 Systemische Thrombolyse
8-837.60 Selektive Thrombolyse, eine Koronararterie
8-837.61 Selektive Thrombolyse, mehrere Koronararterien

6.4 GP2b/3a-Antagonisten & Thrombin-Inhibitor

Obwohl diese OPS-Schlüssel auch 2026 weder gruppierungs- noch splitrelevant sind, sollte der Medikamentengebrauch trotzdem sorgfältig dokumentiert werden. So kann eine Fallsammlung entstehen, mit deren Hilfe das InEK signifikante Mehrkosten ermitteln kann und diese vielleicht zukünftig erlösrelevant umsetzen kann. Bei einer thrombolytischen Wirkung können weiterhin die unter Kapitel 6.3 aufgelisteten Prozeduren-Kodes zur Lyse zusätzlich zur Dosisangabe verwendet werden.

Es wird die tatsächlich verabreichte Dosis verschlüsselt werden. Da die Dosierung jeweils standardisiert ist, kann man den richtigen Schlüssel leicht anhand des Wirkstoffgehalts pro Verbrauchseinheit ausrechnen. Nur wenn eine Verbrauchseinheit nicht komplett verabreicht wurde, muss man die genaue Dosierung ermitteln [DKR P005].

Zur Auswahl stehen folgende vier Wirkstoffe mit ihren Handelsnamen:

6-002.j- Tirofiban, parenteral (AGGRASTAT®)
6-002.k- Eptifibatid, parenteral (Integrilin®)

6-002.m- Abciximab, parenteral (ReoPro®)
6-002.n- Bivalirudin, parenteral (Angiox®)

Tirofiban – AGGRASTAT®

6-002.j Tirofiban, parenteral
.j0 1,50 mg bis unter 3,00 mg
.j1 3,00 mg bis unter 6,25 mg
.j2 6,25 mg bis unter 12,50 mg
.j3 12,50 mg bis unter 18,75 mg
.j4 18,75 mg bis unter 25,00 mg
.j5 25,00 mg bis unter 31,25 mg
.j6 31,25 mg bis unter 37,50 mg
.j7 37,50 mg bis unter 50,00 mg
.j8 50,00 mg bis unter 62,50 mg
.j9 62,50 mg bis unter 75,00 mg
.ja 75,00 mg oder mehr

Eptifibatid – Integrilin®

6-002.k Eptifibatid, parenteral
.k0 30 mg bis unter 75 mg
.k1 75 mg bis unter 150 mg
.k2 150 mg bis unter 225 mg
.k3 225 mg bis unter 300 mg
.k4 300 mg bis unter 375 mg
.k5 375 mg bis unter 450 mg
.k6 450 mg bis unter 525 mg
.k7 525 mg bis unter 600 mg
.k8 600 mg bis unter 675 mg
.k9 675 mg bis unter 750 mg
.ka 750 mg bis unter 825 mg
.kb 825 mg bis unter 900 mg
.kc 900 mg bis unter 975 mg
.kd 975 mg bis unter 1.050 mg
.ke 1.050 mg bis unter 1.125 mg
.kf 1.125 mg bis unter 1.200 mg
.kg 1.200 mg oder mehr

Abciximab – ReoPro®

6-002.m	Abciximab, parenteral
.m0	5 mg bis unter 10 mg
.m1	10 mg bis unter 15 mg
.m2	15 mg bis unter 20 mg
.m3	20 mg bis unter 25 mg
.m4	25 mg bis unter 30 mg
.m5	30 mg bis unter 35 mg
.m6	35 mg bis unter 40 mg
.m7	40 mg bis unter 45 mg
.m8	45 mg bis unter 50 mg
.m9	50 mg oder mehr

Bivalirudin – Angiox®

6-002.n	Bivalirudin, parenteral
.n0	125 mg bis unter 250 mg
.n1	250 mg bis unter 350 mg
.n2	350 mg bis unter 450 mg
.n3	450 mg bis unter 550 mg
.n4	550 mg bis unter 650 mg
.n5	650 mg bis unter 750 mg
.n6	750 mg bis unter 850 mg
.n7	850 mg oder mehr

6.5 Postinfarkt-Angina

Bei Vorliegen einer Postinfarkt-Angina ist sie mit dem Kode für die instabile Angina pectoris (I20.0) als Nebendiagnose zusätzlich zum Myokardinfarkt zu verschlüsseln [DKR 0901]. Obwohl diese Konstellation explizit in den DKR so vorgesehen ist, löst sie typischerweise einen Konflikt bei den meisten Software-Groupern aus.

6.6 Postinfarkt-Syndrom

Soll ein Dressler-Syndrom oder ein Postmyokardinfarkt-Syndrom dokumentiert werden, so wird der Schlüssel I24.1 verwendet.

6.7 Rezidivierender Myokardinfarkt

Ein Myokardinfarkt, der innerhalb von 28 Tagen nach einem vorherigen Infarkt auftritt, wird mittels I22.- „Rezidivierender Myokardinfarkt" verschlüsselt [DKR 0901]. Ereignet sich der zweite Myokardinfarkt während des ersten stationären Aufenthaltes, so wird er als Nebendiagnose zusätzlich zum ersten Myokardinfarkt verschlüsselt. Diesen Kode gibt es hauptsächlich deshalb, weil – wie zuvor erwähnt – der ICD-10 Kode für den akuten Myokardinfarkt bis 28 Tage nach Schmerzereignis benutzt werden kann [DKR 0901] und somit ohne die I22 unklar wäre, ob bei einem zweiten Fall innerhalb der 28 Tage noch der alte Infarkt gemeint ist, oder ein neuer.

Wird deshalb ein weiterer stationärer Aufenthalt veranlasst, wird er zur Hauptdiagnose, den ersten Myokardinfarkt kodiert man in diesem Fall nicht mehr.

ICD:

I22.0	Rezidivierender Myokardinfarkt der Vorderwand
I22.1	Rezidivierender Myokardinfarkt der Hinterwand
I22.8	Rezidivierender Myokardinfarkt an sonstigen Lokalisationen

6.8 Alter Myokardinfarkt

Handelt es sich um einen Myokardinfarkt, dessen Schmerzereignis vor mehr als 28 Tagen stattfand, so wird dieser mit einem Kode aus der Gruppe I25.2- verschlüsselt [DKR 0901]. Es handelt sich hier lediglich um eine anamnestische Diagnose, die sonst üblicherweise mit einem Z-Kode verschlüsselt würde. Gemäß der DKR D003 muss streng geprüft werden, ob überhaupt eine Beeinflussung des Patientenmanagements stattfand. Deswegen lautet die Beschreibung auch explizit: „Abgeheilter Myokardinfarkt; Zustand nach Myokardinfarkt, der durch EKG oder andere spezielle Untersuchungen diagnostiziert wurde, aber gegenwärtig symptomlos ist".

Wird ein Patient jedoch zur Behandlung eines Myokardinfarktes stationär aufgenommen, der mehr als 28 Tage zurückliegt, wird der Myokardinfarkt in diesem Fall mittels I25.8 verschlüsselt. Die Beschreibung dieses Kodes lautet explizit: „Jeder Zustand unter I21–I22 und I24.-, als chronisch bezeichnet oder mit Angabe einer Dauer von mehr als vier Wochen (mehr als 28 Tagen) nach dem Eintritt". (I21/22/24 sind (s. o.) akute bzw. rezidivierende Infarkte und deren Komplikationen.)

ICD:

I25.20	Alter Myokardinfarkt, 29 Tage bis unter 4 Monate zurückliegend
I25.21	Alter Myokardinfarkt, 4 Monate bis unter 1 Jahr zurückliegend
I25.22	Alter Myokardinfarkt, 1 Jahr und länger zurückliegend
I25.8	Sonstige Formen der chronischen ischämischen Herzkrankheit (Alter Myokardinfarkt, 29 Tage und länger zurückliegend bei Aufnahme zur Behandlung desselben)

6.9 Ausschluss Myokardinfarkt

Wurde ein Patient initial unter dem Verdacht eines akuten Myokardinfarktes aufgenommen, kann aber kein erhöhtes Troponin nachgewiesen werden, so wird als Hauptdiagnose das Symptom (z. B. der Brustschmerz, R07.-) bzw. die zugrundeliegende Krankheit/Symptomatik (iAP, I20.0) verschlüsselt. Zusätzlich wird mittels Z-Kode (Z03.4) dokumentiert, dass der Patient mit V. a. akutem Myokardinfarkt primär stationär aufgenommen wurde.

Nur in dem Fall, dass überhaupt kein Symptom vorlag und der Patient direkt mit V. a. auf einen Myokardinfarkt eingewiesen wurde, darf der Z-Kode Z03.4 auch als Hauptdiagnose verwendet werden.

6.10 Beispielfälle akuter Myokardinfarkt

Grund der Aufnahme	Haupt-diagnose	Neben-diagnose	Proze-dur	DRG
Akuter Myokardinfarkt	I21.- bis 28 Tage nach Schmerz-ereignis	I25.1-		F60-
Akuter Myokardinfarkt während stationärem Aufenthalt bei iAP entwickelt	I21.-	I25.1-		F60-
Akuter Myokardinfarkt mit Hämoperikard	I21.-	I23.0		F60-
Akuter Myokardinfarkt mit Postinfarkt-Angina	I21.-	I20.0, I25.1-		F60-
Zweiter Myokardinfarkt innerhalb von 28 Tagen bei gleichem stationärem Aufenthalt	I21.-	I22.--, I25.1-		F60-
Zweiter Myokardinfarkt innerhalb von 28 Tagen bei weiterem st. Aufenthalt	I22.-	I25.1-		F60-
Pat. wird mehr als 28 Tage nach Schmerz-ereignis zur Behandlung seines Myokardinfarktes aufgenommen	I25.8	I25.1-		F66-
Aufnahme mit V. a. akuten Myokardinfarkt ohne Symptome	Z03.4			F74Z

ICD:

I20.0	Instabile Angina pectoris
I21.-	Akuter Myokardinfarkt
I22.-	Rezidivierender Myokardinfarkt
I23.0	Hämoperikard als akute Komplikation nach akutem Myokardinfarkt
I25.1-	Atherosklerotische Herzkrankheit
Z03.4	Beobachtung bei Verdacht auf Herzinfarkt

DRG:

F60-	Akuter Myokardinfarkt ohne invasive kardiologische Diagnostik
F66-	Koronararteriosklerose
F74Z	Thoraxschmerz

6.11 Isolierte Erhöhung der Nekrosemarker (Troponin)

Gelegentlich sind erhöhte kardiale Nekrosemarker der einzige Hinweis auf das Vorliegen einer myokardialen Schädigung. Das kann zum Beispiel ein Zufallsbefund sein, oder auch in der Folge einer Koronarintervention auftreten. Falls keine begleitenden, Ischämie-typischen EKG-Veränderungen oder Angina pectoris(-Äquivalente) vorliegen, darf ein Myokardinfarkt nicht verschlüsselt werden. Stattdessen verwendet man den Schlüssel I25.6 „stumme Myokardischämie". Der Gebrauch dieses Kodes führt (korrekterweise) in keine Myokardinfarkt-DRG, sondern nur in KHK-DRGs.

7 Sonstige akute und chronische ischämische Herzkrankheiten

7.1 Sonstige akute ischämische Herzkrankheiten

Unter diesen Bereich fallen neben den in anderen Kapiteln vorgestellten Diagnosen nur noch die Koronarthrombose ohne nachfolgenden Myokardinfarkt (I24.0) sowie die Restgruppe einschließlich der Koronarinsuffizienz (I24.8). Sobald man aber einen positiven Troponinnachweis hat, liegt ein Myokardinfarkt vor, der auch als solcher verschlüsselt werden sollte. Eine Einsatzmöglichkeit für die I24.8 ergibt sich für den symptomfreien Patienten mit apparativ (z. B. Belastungs-EKG) nachgewiesener Koronarinsuffizienz in der Abgrenzung zum reinen „Symptom-Kode" R94.3 je nach Ausgang der Koronarangiographie.

ICD:

I24.0	Koronarthrombose ohne nachfolgenden Myokardinfarkt
I24.8	Koronarinsuffizienz

7.2 Sonstige chronische ischämische Herzkrankheiten

Unter den chronischen Herzkrankheiten finden sich noch das Herz-(Wand-)Aneurysma (I25.3), das Koronaraneurysma (I25.4) sowie die stumme Myokardischämie (I25.6), also erhöhte Nekrosemarker ohne Symptome und EKG-Veränderungen. Der Gebrauch dieses Kodes sollte aber mit Bedacht erfolgen, da mit diesem Kode die Grouper-Software keine Myokardinfarkt-DRG ansteuert, sondern nur KHK-DRGs.

ICD:

I25.3	Herz-(Wand-)Aneurysma
I25.4	Koronararterienaneurysma
I25.6	Stumme Myokardischämie

8 Blutdruck und Blutdruck-Folgekrankheiten

Während die Verschlüsselung des essentiellen Hypertonus (I10.-) sehr einfach ist, muss man bei der hypertensiven Herzkrankheit (I11.- bis I15.-) mehrere Aspekte beachten (s. Kap. 8.2). An fünfter Stelle wird durchgängig verschlüsselt, ob eine hypertensive Krise vorlag (I1-.-1). Bei einem Hypertonus während der Schwangerschaft, der Geburt oder des Wochenbettes sei auf entsprechende geburtshilfliche Kodierleitfäden und die ICD-Kodes O10.- bis O14.- verwiesen.

8.1 Essentieller Hypertonus

Vor der Kodierung des essentiellen Hypertonus muss man nur zwei Fragen beantworten können: benigne versus maligne (I10.0- vs. I10.1-) sowie mit oder ohne Vorliegen einer hypertensiven Krise (I10.-1 vs. I10.-0), daraus ergeben sich die vier folgenden möglichen Kombinationen:

ICD:

I10.--	Essentielle (primäre) Hypertonie, Bluthochdruck, Hypertonus, Hypertonie (arteriell) (essentiell) (primär) (systemisch)
I10.00	Benigne essentielle Hypertonie, ohne Angabe einer hypertensiven Krise
I10.01	Benigne essentielle Hypertonie, mit Angabe einer hypertensiven Krise
I10.10	Maligne essentielle Hypertonie, ohne Angabe einer hypertensiven Krise
I10.11	Maligne essentielle Hypertonie, mit Angabe einer hypertensiven Krise

8.2 Hypertensive Herzkrankheit

Eine hypertensive Herzkrankheit ergibt sich erst mit dem Nachweis pathophysiologischer Konsequenzen des Hypertonus am Herzen. Obligat ist dabei die linksventrikuläre Hypertrophie, ergänzt durch die Angabe „ohne Herzinsuffizienz" (I11.9-) oder „mit Herzinsuffizienz" (I11.0-). Dabei ist es unerheblich, ob es sich um eine diastolische oder systolische Herzinsuffizienz handelt. Liegt eine hypertensive Herzkrankheit vor, so wird die essentielle Hypertonie (I10.--) selbst nicht zusätzlich verschlüsselt. Bei Vorliegen einer Herzinsuffizienz (I50.--) werden beide Diagnosenkodes benutzt. Wurde der Patient wegen seiner hypertensive Herzkrankheit (und nicht wegen z. B. einer hypertensiven Entgleisung, I10.-1) stationär aufgenommen, so wird bei gleichzeitig bestehender Herzinsuffizienz gemäß DKR 0904 die Herzinsuffizienz zur Hauptdiagnose und nicht die hypertensive Herzkrankheit. Durch inflationären Gebrauch dieser Kodes kam es zu einer kontinuierlichen Abwertung in der CCL-Matrix.

Daneben gibt es Schlüssel für die hypertensive Nierenkrankheit (I12.--) und die Kombination beider Erkrankungen: hypertensive Herz- und Nierenkrankheit (I13.--). Auch hier muss natürlich jedes Mal der kausale Zusammenhang gesichert sein (DKR 0905/0906). Analog zur Herzinsuffizienz bei hypertensiver Herzkrankheit ist die Niereninsuffizienz (N18.--) Hauptdiagnose bei Aufnahme wegen hypertensiver Nierenkrankheit.

An letzter Stelle wird erneut das Vorhandensein (I1-.-1) oder Fehlen (I1-.-0) einer hypertensiven Krise verschlüsselt.

ICD:

I11.0- Hypertensive Herzkrankheit mit (kongestiver) Herzinsuffizienz

I11.9- Hypertensive Herzkrankheit ohne (kongestive) Herzinsuffizienz

Kodes, die bei Vorliegen als Hauptdiagnose vor I11.-- und I13.-- zu benutzen sind:

I50.00 Primäre Rechtsherzinsuffizienz
I50.01 Sekundäre Rechtsherzinsuffizienz
I50.02! Rechtsherzinsuffizienz, NYHA Stadium I
I50.03! Rechtsherzinsuffizienz, NYHA Stadium II
I50.04! Rechtsherzinsuffizienz, NYHA Stadium III
I50.05! Rechtsherzinsuffizienz, NYHA Stadium IV
I50.11 Linksherzinsuffizienz, NYHA Stadium I
I50.12 Linksherzinsuffizienz, NYHA Stadium II
I50.13 Linksherzinsuffizienz, NYHA Stadium III
I50.14 Linksherzinsuffizienz, NYHA Stadium IV
I51.4 Myokarditis, nicht näher bezeichnet
I51.5 Myokarddegeneration
I51.6 Herz-Kreislauf-Krankheit, nicht näher bezeichnet
I51.7 Kardiomegalie

ICD:

I12.- Hypertensive Nierenkrankheit,
Inkl.: Arteriosklerose der Niere
Arteriosklerotische Nephritis
(chronisch) (interstitiell)
Hypertensive Nephropathie
Nephrosklerose [Nephro-Angiosklerose]
I12.0- Hypertensive Nierenkrankheit mit Niereninsuffizienz
I12.9- Hypertensive Nierenkrankheit ohne Niereninsuffizienz
I13.0- Hypertensive Herz- und Nierenkrankheit mit (kongestiver) Herzinsuffizienz
I13.1- Hypertensive Herz- und Nierenkrankheit mit Niereninsuffizienz
I13.2- Hypertensive Herz- und Nierenkrankheit mit (kongestiver) Herzinsuffizienz und Niereninsuffizienz
I13.9- Hypertensive Herz- und Nierenkrankheit, n. n. b.

Im Hinblick auf die CCL-Relevanz, sollte bei der chronischen Nierenkrankheit immer das Stadium ermittelt und mit angegeben werden. Weitere ICD-Kodes, die bei Vorliegen ebenfalls als Hauptdiagnose vor I12.-- und I13.-- zu benutzen sind, sind z. B.:

N00.0	*Akutes nephritisches Syndrom, minimale glomeruläre Läsion*
N00.1	*Akutes nephritisches Syndrom, fokale und segmentale glomeruläre Läsionen*
N00.2	*Akutes nephritisches Syndrom, diffuse membranöse Glomerulonephritis*
N00.3	*Akutes nephritisches Syndrom, diffuse mesangioproliferative Glomerulonephritis*
N00.4	*Akutes nephritisches Syndrom, diffuse endokapillär-proliferative Glomerulonephritis*
N00.5	*Akutes nephritisches Syndrom, diffuse mesangiokapilläre Glomerulonephritis*
N00.6	*Akutes nephritisches Syndrom, Dense-deposit-Krankheit*
N00.7	*Akutes nephritisches Syndrom, Glomerulonephritis mit diffuser Halbmondbildung*
N18.1	*Chronische Nierenkrankheit, Stadium 1*
N18.2	*Chronische Nierenkrankheit, Stadium 2*
N18.3	*Chronische Nierenkrankheit, Stadium 3*
N18.4	*Chronische Nierenkrankheit, Stadium 4*
N18.5	*Chronische Nierenkrankheit, Stadium 5*
N18.9	*Chronische Nierenkrankheit, nicht näher bezeichnet*
N19	*Nicht näher bezeichnete Niereninsuffizienz*
N26	*Schrumpfniere, nicht näher bezeichnet*

8.3 Sekundäre Hypertonie

Von der essentiellen Hypertonie und der hypertensiven Herz- und Nierenkrankheit abzugrenzen ist die sekundäre Hypertonie, z. B. in Folge einer endokrinen Erkrankung oder als renale Hypertonie.

An letzter Stelle wird wieder das Vorhandensein (I15.-1) oder Fehlen (I15.-0) einer hypertensiven Krise verschlüsselt.

ICD:

I15.0-	Renovaskuläre Hypertonie
I15.1-	Hypertonie als Folge von sonstigen Nierenkrankheiten, Renoparenchymatöse Hypertonie
I15.2-	Hypertonie als Folge von endokrinen Krankheiten
I15.8-	Sonstige sekundäre Hypertonie
I15.9-	Sekundäre Hypertonie, nicht näher bezeichnet
I70.1	Goldblatt-Niere (Nierenarterienstenose)

8.4 Renale (sympathische) Denervierung

Für die Verschlüsselung der katheterbasierten Sympathikus-Denervierung zur Behandlung des therapierefraktären Hypertonus gibt es folgende Möglichkeiten:

8-83c.5-	Renale Denervation über die A. renalis:
.51↔	Durch Ultraschallablation
.52↔	Durch nicht gekühlte Radiofrequenzablation
.53↔	Durch gekühlte Radiofrequenzablation
.54↔	Durch Alkoholinjektion
.5x↔	Sonstige

Bis 2020 gab es in den DRG der F19 noch den Zusatz „oder Radiofrequenzablation über A. renalis" – seit 2021 nicht mehr. Zwar groupiert die Methode per Ultraschall- oder Radiofreqenz weiterhin in die F19 (per Alkoholinjektion allerdings in die F59), die Erbringung wird jedoch seit Veröffentlichung der Ergebnisse der SYMPLICITY HTN-3 Studie stark diskutiert. Der Gemeinsame Bundesausschuss (G-BA) hat am 15.12.2014 die „Einleitung des Beratungsverfahrens: Antrag zur Bewertung der katheterbasierten sympathischen renalen Denervation zur Behandlung der schweren resistenten Hypertonie gem. § 135 Abs. 1 SGB V" für die ambulante Erbringung dieser Methode bekanntgegeben, dieses jedoch mit Beschluss vom 20.8.2015 wieder eingestellt. Die effektive Vergütungssituation (z. B. in Auseinandersetzung mit den Kostenträgern) dürfte damit weiterhin negativ sein.

8.5 Beispielfälle Hypertonus und hypertensive Herzkrankheit

Grund der Aufnahme	Hauptdiagnose	Nebendiagnose	Prozedur	DRG
Hypertensive Herzkrankheit mit kausalem Zusammenhang einer bestehenden Linksherzinsuffizienz	I50.1-	I11.00		F62-
Phäochromozytom mit sekundärem Hypertonus	C74.1	I15.20		K64-
2-GE KHK mit benignem essentiellen Hypertonus	I25.12	I10.00		F66-
Arteriosklerose der renalen Ateriolen mit hypertensiver Nierenkrankheit und chronischer Niereninsuffizienz, Stadium II	N18.2	I12.00		L60-
Nierenarterienstenose mit renovaskulärer Hypertonie ohne Angabe einer hypertensiven Krise	I70.1	I15.00	3-604	F65-
Renale Denervierung eines malignen essentiellen Hypertonus mittels Radiofrequenz	I10.10		8-83c.52	F19B

ICD:

I50.1-	Linksherzinsuffizienz
I11.00	Hypertensive Herzkrankheit mit (kongestiver) Herzinsuffizienz, ohne Angabe einer hypertensiven Krise
C74.1	malignes Phäochromozytom
I15.20	sekundäre Hypertonie als Folge von endokrinen Krankheiten, ohne Angabe einer hypertensiven Krise
I25.12	Zwei-Gefäßerkrankung

I10.00	Benigne essentielle Hypertonie, ohne Angabe einer hypertensiven Krise
I12.00	Hypertensive Nierenkrankheit mit Niereninsuffizienz
N18.2	Chronische Niereninsuffizienz, Stadium II
I70.1	Nierenarterienstenose
I15.00	Renovaskuläre Hypertonie, ohne Angabe einer hypertensiven Krise
I10.10	Maligne essentielle Hypertonie, ohne Angabe einer hypertensiven Krise

OPS:

3-604	Arteriographie der Gefäße des Abdomens
8-83c.52	Ablation über die A. renalis: Nicht gekühlte Radiofrequenzablation

DRG:

F62-	Herzinsuffizienz und Schock
K64-	Endokrinopathien
F66-	Koronararteriosklerose ohne äußerst schwere CC
L60-	Niereninsuffizienz
F65-	Periphere Gefäßkrankheiten ohne komplexe Diagnose
F19B	Andere transluminale Intervention an Herz, Aorta und Lungengefäßen ohne äußerst schwere CC oder Ablation über A. renalis oder komplexe Rekanalisation von Koronargefäßen

8.6 Pulmonale Hypertonie

Die Verschlüsselung der pulmonalen Hypertonie wurde 2024 massiv verändert und folgt nunmehr der aktuellen ESC/ERS-Klassifikation von 2022:

ICD:

I27.0-	primäre pulmonale Hypertonie (PPH)
I27.00	Idiopathische und hereditäre pulmonale arterielle Hypertonie [IPAH und HPAH]
I27.01	Pulmonale arterielle Hypertonie assoziiert mit angeborenem Herzfehler, Krankheit des Bindegewebes und portaler Hypertension [APAH]
I27.02	Pulmonale arterielle Hypertonie induziert durch Arzneimittel, Droge, Toxin und Strahlung [DPAH]
I27.08	Sonstige primäre pulmonale Hypertonie
I27.2	Sonstige näher bezeichnete sekundäre pulmonale Hypertonie
I27.20	Pulmonale Hypertonie bei chronischer Thromboembolie
I27.21	Pulmonale Hypertonie bei Linksherzerkrankung Hinw.: Soll die zugrunde liegende Linksherzerkrankung spezifisch angegeben werden, ist eine zusätzliche Schlüsselnummer zu benutzen.
I27.22	Pulmonale Hypertonie bei Lungenkrankheit und Hypoxie Hinw.: Soll die zugrunde liegende Lungenkrankheit oder Hypoxie spezifisch angegeben werden, ist eine zusätzliche Schlüsselnummer zu benutzen.
I27.28	Sonstige näher bezeichnete sekundäre pulmonale Hypertonie Hinw.: Soll die Ursache angegeben werden, ist eine zusätzliche Schlüsselnummer zu benutzen.
I27.9	(Chronisches) Cor pulmonale o. n. A.
Q21.88	Eisenmenger-Defekt

8.7 Hypotonie

Zur Vollständigkeit sind auch noch die Schlüssel für die Hypotonie aufgelistet. Abhängig von der Ursache kommen folgende Kodes zum Gebrauch:

ICD:

I95.0	Idiopathische Hypotonie
I95.1	Orthostatische Hypotonie
G32.8	Neurogene orthostatische Hypotonie (Shy-Drager-Syndrom)
I95.2	Hypotonie durch Arzneimittel
+ Y57.9!	Komplikation durch Arzneimittel
I95.8	Chronische Hypotonie
I95.8	Hypotonie, postoperativ [MD 455]
R57.9	Kardiovaskulärer Kollaps
R03.1	Unspezifisch niedriger Blutdruckwert o. n. A.

8.8 Beispielfälle pulmonale Hypertonie und Hypotonie

Grund der Aufnahme	Hauptdiagnose	Nebendiagnose	Prozedur	DRG
IPAH mit Linksherzinsuffizienz NYHA IV	I27.00	I50.14		F75-
Synkope bei orthostatischer Hypotonie	I95.1			F73-

ICD:

I27.00	Idiopathische und hereditäre pulmonale arterielle Hypertonie [IPAH und HPAH]
I50.14	Linksherzinsuffizienz, NYHA Stadium IV
I95.1	Orthostatische Hypotonie

DRG:

F75-	Andere Krankheiten des Kreislaufsystems
F73-	Synkope und Kollaps

9 Herzinsuffizienz

Die wesentliche Herzinsuffizienz DRG – F62 – hat auch 2026 vier Splits: die ersten drei definieren sich über die intensivmedizinische Komplexbehandlung, die „komplizierende Konstellation“, bestimmte invasive/aufwändige Prozeduren oder schlicht die Verweildauer, der letzte führt in eine explizite 1-Belegungstag-DRG.

9.1 Linksherzinsuffizienz

Die Linksherzinsuffizienz wird gemäß der Klassifikation der New York Heart Association (NYHA) verschlüsselt. Auftretende Organmanifestationen wie z. B. ein Pleuraerguss (J91*) werden unter Berücksichtigung der Nebendiagnosendefinition zusätzlich verschlüsselt. Seit 2007 sind nur noch die Stadien III und IV schweregraderhöhend.

Entgegen der MD Kodierempfehlung 82 sollte bei Aufnahme einer dekompensierten Linksherzinsuffizienz mit Ruhedyspnoe der Kode I50.14 und nicht I50.13 benutzt werden. Korrekt (an der MD 82) ist, dass in diesem Fall die zugrundeliegende Herzerkrankung selbst – z. B. eine dilatative Kardiomyopathie (I42.0) – nur als Nebendiagnose kodiert wird [MD 82].

ICD:

I50.11	Linksherzinsuffizienz NYHA Stadium I
I50.12	Linksherzinsuffizienz NYHA Stadium II
I50.13	Linksherzinsuffizienz NYHA Stadium III
I50.14	Linksherzinsuffizienz NYHA Stadium IV [MD 438]
+ J91*	Pleuraerguss bei anderenorts klassifizierten Krankheiten
I27.28	sekundäre pulmonale Hypertonie
J18.2	hypostatische Pneumonie

9.2 Rechtsherzinsuffizienz

Die Rechtsherzinsuffizienz kennt nur zwei Schlüssel, die nicht von der Stärke ihrer Ausprägung abhängen, sondern von ihrer Genese. Eine Organmanifestation wie z. B. eine Leberstauung (K76.1) wird ebenfalls bei Relevanz verschlüsselt. Seit 2017 kann man nun auch für die Rechtsherzinsuffizienz das NYHA-Stadium angeben.

ICD:

I50.00	primäre Rechtsherzinsuffizienz
I50.01	sekundäre Rechtsherzinsuffizienz
I50.02!	Rechtsherzinsuffizienz, NYHA Stadium I
I50.03!	Rechtsherzinsuffizienz, NYHA Stadium II
I50.04!	Rechtsherzinsuffizienz, NYHA Stadium III
I50.05!	Rechtsherzinsuffizienz, NYHA Stadium IV
K76.1	Chronische Stauungsleber
R18	Aszites
J91*	Pleuraerguss bei anderenorts klassifizierten Krankheiten
I31.3	Perikarderguss
R60.0	Beinödem
D73.2	Stauungsmilz
K29.6	Stauungsgastritis

9.3 Globale Herzinsuffizienz, diastolische Herzinsuffizienz

Der Kode für die globale Herzsuffizienz findet sich in den Hinweisen zur sekundären Rechtsherzinsuffizienz (I50.01). Zusätzlich zu diesem Schlüssel wird immer auch noch das Stadium der Linksherzinsuffizienz angegeben (I50.1-).

ICD:

I50.01	Globale Herzinsuffizienz +
I50.11	Linksherzinsuffizienz NYHA Stadium I
I50.12	Linksherzinsuffizienz NYHA Stadium II
I50.13	Linksherzinsuffizienz NYHA Stadium III
I50.14	Linksherzinsuffizienz NYHA Stadium IV

Die diastolische Linksherzinsuffizienz ist seit 2013 explizit als Inklusivum der I50.1* (Linksherzinsuffizienz) geführt. Konsequenterweise wird die klinische Ausprägung über die I50.11 (NYHA I) bis I50.14 (NYHA IV) verschlüsselt. Die SEG4-Kodierempfehlung 195, welche mit dem FoKA konsentiert ist, führt explizit aus, dass eine Relaxationsstörung nur dann diagnosebegründend ist, wenn zusätzlich folgende 3 Kriterien erfüllt sind:

* Symptome/Zeichen einer Herzinsuffizienz
* LVEF > 40 %
* erhöhte natriuretische Peptide (BNP >35pg/mL oder NT-proBNP > 125pg/mL)

Das bildet die Leitlinie Herzinsuffizienz ab. Für den ersten Punkt gilt dabei, dass in frühen Stadien oder unter Diuretika-Therapie Symptome/Zeichen auch fehlen können.

Dass prinzipiell eine „systolische" und „diastolische" Herzinsuffizienz auch gleichzeitig vorliegen können, ist für die Verschlüsselung nicht weiter relevant, da beide über die identischen Schlüssel erfasst werden – eine Doppleklassifikation ist damit obsolet.

9.4 Akutes Lungenödem/Stauungspneumonie

Als Besonderheit wird das akute kardiale Lungenödem gemäß der DKR 0902 nach der zugrunde liegenden Ursache kodiert, also z. B. mit der Linksherzinsuffizienz NYHA Stadium IV (I50.14) und nicht mit dem Schlüssel für das Lungenödem (J81). Dies ergibt sich aus dessen Exklusivum. Ein begleitender Pleuraerguss (J91*) wird als *-Diagnose angehängt [DKR 0902].

Eine Stauungspneumonie wird über J18.2 *Hypostatische Pneumonie* verschlüsselt, ebenfalls kombiniert mit einem Herzinsuffizienz-Kode aber ohne J81 [MD 21, FoKA J-002].

ICD:

I50.14	Linksherzinsuffizienz NYHA Stadium IV (akute kardiale Linksherzdekompensation, Linksherzversagen, akutes kardiales Lungenödem)
+ J91*	Pleuraerguss bei anderenorts klassifizierten Krankheiten

9.5 Beispielfälle Herzinsuffizienz

Grund der Aufnahme	Hauptdiagnose	Nebendiagnose	Prozedur	DRG
Primäre Rechtsherzinsuffizienz mit Aszites mit Punktion der Bauchhöhle	I50.00	R18	8-153	F62-
Kardiale Global-Insuffizienz mit Stauungspneumonie	I50.01	I50.1-, J18.2		F62-
Lungenödem bei akuter kardialer Dekompensation und Pleuraerguss mit Pleurapunktion	I50.14	J91*	8-152.1↔	F62-

ICD:

I50.00	Primäre Rechtsherzinsuffizienz
R18	Aszites
I50.01	Sekundäre Rechtsherzinsuffizienz
I50.1-	Linksherzinsuffizienz, NYHA Stadium
J18.2	Stauungspneumonie
I50.14	Linksherzinsuffizienz, NYHA Stadium IV
J91*	Pleuraerguss bei anderenorts klassifizierten Krankheiten

OPS:

8-153	Therapeutische Aszites-Punktion
8-152.1↔	Therapeutische Pleura-Punktion

DRG:

F62-	Herzinsuffizienz und Schock

10 Kardiomyopathie

10.1 Primäre und sekundäre Kardiomyopathie

Die Schlüssel der Kardiomyopathie finden sich – mit Ausnahme der ischämischen Kardiomyopathie (I25.5) – in den Gruppen I42.- und I43.-. Während die Kodes der Gruppe I42.- alleine stehen können und ggf. mit einem Kode für die Herzinsuffizienz ergänzt werden, handelt es sich bei den Kodes der Gruppe I43.- ausschließlich um Stern-Kodes, die einer anderenorts klassifizierten Krankheit angehängt werden müssen. Anekdotisch sei hier nur erwähnt, dass es den Begriff „ischämische Kardiomyopathie" (I25.5) in den Klassifikationen der kardiologischen Fachgesellschaften nicht gibt.

Sowohl die ESC als auch die AHA definieren die dilatative Kardiomyopathie als „linksventrikuläre Dilatation und Funktionseinschränkung OHNE abnorme Lastbedingungen (Hypertonus, Klappenfehler) oder signifikanter KHK, die die Pumpfunktionseinschränkung erklären würden".

Das bedeutet auch für die Kodierung die klare Trennung einer dilatativen Kardiomyopathie (I42.0) von der dilatativen Verlaufsform anderer Herzerkrankungen (I51.7 „Kardiomegalie") wie z. B. der hypertensiven Herzkrankheit oder der KHK.

Zusätzlich zur Kardiomyopathie kann man bei klinischer Relevanz auch immer die Herzinsuffizienz verschlüsseln. Bei Aufnahme einer dekompensierten Kardiomyopathie steht die Herzinsuffizienz im Vordergrund und zählt somit als Hauptdiagnose, die Kardiomyopathie wird in diesem Fall nur als Nebendiagnose kodiert [MD 82].

ICD:

I25.5	ischämischen Kardiomyopathie
I42.0	dilatative Kardiomyopathie (DCM)

I42.1	hypertrophische obstruktive Kardiomyopathie (HOCM)
I42.1	hypertrophische Subaortenstenose
I42.2	hypertrophische nicht-obstruktive Kardiomyopathie (HNOCM)
I42.3	eosinophile endomyokardiale Krankheit
I42.3	Löffler-Endokarditis
I42.3	Endocarditis parietalis fibroplastica
I42.3	Endomyokardfibrose (trophisch)
I42.4	Endokardfibroelastose
I42.4	angeborene Kardiomyopathie
I42.5	sonstige restriktive Kardiomyopathie
I42.5	Obliterative Kardiomyopathie o. n. A.
I42.6	alkoholische Kardiomyopathie
I42.7 + Y57.9!	Kardiomyopathie durch Arzneimittel
I42.80	Arrhythmogene rechtsventrikuläre Kardiomyopathie (ARVCM)
I42.88	sonstige Kardiomyopathien
I42.88	Taku-Tsubo-Kardiomyopathie
A36.8 + I43.0*	Kardiomyopathie bei Diphtherie
E85.- + I43.1*	Kardiomyopathie bei Amyloidose
E85.30	Systemische AL-Amyloidose
E85.38	Sonstige sekundäre systemische Amyloidose
E85.80	Wildtyp-ATTR-Amyloidose [wtATTR]
E85.88	Sonstige Amyloidose
E63.9 + I43.2*	alimentäre Kardiomyopathie o. n. A.
M10.0 + I43.8*	Gichttophi des Herzens
E05.- + I43.8*	Thyreotoxische Herzkrankheit mit Kardiomyopathie
O90.3	Kardiomyopathie im Wochenbett
Z01.81	Abklärung einer Disposition für Kardiomyopathien

10.2 Beispielfälle Kardiomyopathie

Grund der Aufnahme	Hauptdiagnose	Nebendiagnose	Prozedur	DRG
Kardiomyopathie bei Amyloidose mit organbegrenzter kardialer Beteiligung	E85.4	I43.1*		I66-
Kardiale Dekompensation bei DCM	I50.14	I42.0		F62-
Taku-Tsubo-Kardiomyopathie mit Abklärung über Biopsie und Herzkatheter	I42.88		1-497.1, 1-275.2	F49-

ICD:

E85.4 Organbegrenzte Amyloidose
I43.1* Kardiomyopathie bei Stoffwechselkrankheiten
I50.14 dekompensierte Linksherzinsuffizienz (NYHA Stadium IV)
I42.0 dilatative Kardiomyopathie (DCM)
I42.88 Taku-Tsubo-Kardiomyopathie

OPS:

1-497.1 Transvenöse oder transarterielle Biopsie am Endomyokard
1-275.2 Transarterielle Linksherz-Katheteruntersuchung, Koronarangiographie, Druckmessung und Ventrikulographie im linken Ventrikel

DRG:

I66- Andere Erkrankungen des Bindegewebes
F62- Herzinsuffizienz und Schock
F49- Invasive kardiologische Diagnostik außer bei akutem Myokardinfarkt

11 Synkopen

Der Schlüssel der Synkope (R55) ist ein Symptom-Kode. Er wird nur benutzt, wenn die zugrundeliegende Ursache nicht diagnostiziert werden kann. Ansonsten ist diese Ursache die Hauptdiagnose, ohne den Kode für die Synkope selbst anzugeben [DKR D002].

ICD:

R55	Synkope und Kollaps
R55	kardiale Synkope
R55	vasovagale Synkope
R57.0	kardiogener Schock
R05	Synkope durch Husten
G90.00	Karotissinus-Syndrom
I45.9	Adams-Stokes-Anfall
I45.9	Morgagni-Adams-Stokes-Syndrom
I95.1	orthostatische Synkope
T67.1	hitzebedingte Synkope
F48.8	psychogene Synkope
G97.1	Synkope nach Lumbalpunktion

OPS:

1-266.2	Kipptisch-Untersuchung zur Abklärung von Synkopen
1-265.8	Kathetergestützte elektrophysiologische Untersuchung des Herzens, bei Synkopen unklarer Genese

11.1 Beispielfälle Synkope

Grund der Aufnahme	Hauptdiagnose	Nebendiagnose	Prozedur	DRG
Vasovagale Synkope	R55		1-266.2	F73-
Synkope unklarer Genese mit EPU	R55		1-265.8	F49-
Synkope bei orthostatischer Hypotonie	I95.1			F73-

ICD:

R55	Vasovagale Synkope
I95.1	Orthostatische Hypotonie

OPS:

1-266.2	Kipptisch-Untersuchung zur Abklärung von Synkopen
1-265.8	Kathetergestützte elektrophysiologische Untersuchung des Herzens, bei Synkopen unklarer Genese

DRG:

F73-	Synkope und Kollaps
F49-	Invasive kardiologische Diagnostik außer bei akutem Myokardinfarkt

12 Herzrhythmusstörungen

Hier alle möglichen Diagnosenschlüssel für Herzrhythmusstörungen aufzulisten, würde den Rahmen eines Buches sprengen. Darum wurden bewusst nur die häufigsten Diagnosen ausgewählt. Wird z. B. bei einer Tachyarrhythmie im Verlauf die Ursache festgestellt (z. B. Hyperthyreose), so bleibt die Tachyarrhythmie weiterhin der Grund der Aufnahme und somit Hauptdiagnose [MD 39, FoKA So-007, FoKA I-005].

12.1 Nicht näher bezeichnete Arrhythmien

Liegt noch keine definitive Diagnose einer Arrhythmie vor, wird die Erkrankung mittels R-Kodes als Symptom verschlüsselt. Soll noch angeben werden, dass das Symptom durch die Wirkung eines ordnungsgemäß indizierten und verabreichten Medikamentes auftrat, wird der Zusatzkode Y57.9! Komplikationen durch Arzneimittel oder Drogen angehängt; bei anderer Einnahme (z. B. irrtümlich) würde ein Kode der Reihe T36–T50 zusätzlich verwandt werden.

ICD:

R00.0	Tachykardie, n. n. b.
R00.0	Sinustachykardie, n. n. b.
R00.0	sinusaurikuläre Tachykardie, n. n. b.
R00.1	Bradykardie, n. n. b.
R00.1	Sinusbradykardie, n. n. b.
R00.1	vagale Bradykardie, n. n. b.
R00.1	sinusatriale Bradykardie, n. n. b.
R00.2	Palpitationen
R00.2	Herzklopfen
+ Y57.9!	Komplikationen durch Arzneimittel oder Drogen

12.2 Vorhofflimmern und Vorhofflattern

2013 wurde das Kapitel des Vorhofflimmerns bzw. -flatterns komplett überarbeitet. Bereits seit 2008 weisen nur noch Vorhofflatter-Kodes einen CC-Wert auf, nicht jedoch Vorhofflimmer-Kodes. Bei Tachyarrhythmia absoluta ist die gleichzeitige Kodierung des Vorhofflimmerns (z. B. I48.1) mit einer paroxymalen Tachykardie (I47.1) nicht notwendig und nicht korrekt [MD 338]. Das Gleiche gilt natürlich für die Bradyarrhythmia absoluta, welche ebenfalls keinen zusätzlichen Kode für die Bradykardie benötigt.

ICD:

I48.-	Vorhofflimmern und Vorhofflattern
I48.0	Vorhofflimmern, paroxysmal
I48.1	Vorhofflimmern, persistierend
I48.2	Vorhofflimmern, permanent
I48.3	Vorhofflattern, typisch, Typ I
I48.4	Vorhofflattern, atypisch, Typ II
I48.9	Vorhofflimmern und Vorhofflattern, n. n. b.

12.3 Paroxysmale Tachykardie

Unter die paroxysmale Tachykardie fallen vor allem die VTs (I47.2) und SVTs (I47.1). Als einzige Besonderheit ist zu erwähnen, dass das Bouveret-(Hoffmann-)Syndrom (aurikuläre paroxysmale Tachykardie) mit dem unspezifischen I47.9 Kode zu verschlüsseln ist.

ICD:

I47.0	Ventrikuläre Arrhythmie durch Re-entry
I47.1	Supraventrikuläre Tachykardie
I47.1	paroxysmale atrioventrikuläre [AV-]-Tachykardie
I47.1	paroxysmale AV-junktionale-Tachykardie
I47.1	paroxysmale Knoten-Tachykardie
I47.1	paroxysmale Vorhof-Tachykardie [MD 338]
I47.2	Ventrikuläre Tachykardie
I47.9	Bouveret-(Hoffmann-)Syndrom

12.4 Herzblöcke

AV-, sowie Hemi- und Faszikel-Blöcke sind in den beiden Gruppen I44.- und I45.- gesammelt. Hier darf man sich nicht an der häufigen Nennung von „o. n. A." und „n. n. b." stören, sondern den jeweils spezifischsten vorliegenden Kode auswählen:

ICD:

I44.0	Atrioventrikulärer Block 1. Grades
I44.1	Atrioventrikulärer Block 2. Grades (Typ I und Typ II)
I44.1	AV-Block Mobitz (Typ I und II)
I44.2	AV-Block Wenckebach-Periodik
I44.2	Atrioventrikulärer Block 3. Grades
I44.2	Kompletter atrioventrikulärer Block
I44.4	Linksanteriorer Faszikelblock
I44.4	Linksanteriorer Hemiblock
I44.5	Linksposteriorer Faszikelblock
I44.5	Linksposteriorer Hemiblock
I44.6	Linksseitiger Hemiblock o. n. A.
I44.7	Linksschenkelblock, n. n. b.
I45.0	Rechtsfaszikulärer Block
I45.1	Rechtsschenkelblock o. n. A.
I45.2	Bifaszikulärer Block
I45.3	Trifaszikulärer Block
I45.4	Schenkelblock o. n. A.
I45.5	Sinuatrialer Block
I45.5	Sinuaurikulärer Block

12.5 Sonstige Erregungsleitungsstörungen und Arrhythmien

Abschließend sind noch weitere Diagnosekodes für Leitungsstörungen und Arrhythmien alphabetisch aufgelistet:

ICD-10:

I45.9	Adams-Stokes-Anfall
I45.6	akzessorische atrio-ventrikuläre Erregungsleitung
I45.6	Anomale atrio-ventrikuläre Erregungsausbreitung
I45.8	Atrioventrikuläre [AV-]Dissoziation
I49.2	AV-junktionale Extrasystolie
I45.6	beschleunigte atrio-ventrikuläre Erregungsleitung
I49.8	Brugada-Syndrom
I49.8	Ektoper Rhythmus
I49.4	Ektopische Systolen
I49.4	Extrasystolische Arrhythmien
I45.8	Interferenzdissoziation
I49.0	Kammerflattern und Kammerflimmern
I49.8	Knotenrhythmus
I49.8	Koronarsinusrhythmus
I49.8	Long-QT-Syndrom
I45.6	Lown-Ganong-Levine-Syndrom
I45.9	Morgagni-Adams-Stokes-Syndrom
I45.6	Präexzitations-Syndrom
I49.5	Sick-Sinus-Syndrom
I49.5	Sinusknoten-Syndrom
I49.4	Sonstige und nicht näher bezeichnete Extrasystolie
I49.4	supraventrikuläre Extrasystolen
I49.5	Tachykardie-Bradykardie-Syndrom
I49.3	Ventrikuläre Extrasystolie
I49.1	Vorhofextrasystolen
I49.1	Vorhofextrasystolie
I45.6	vorzeitige atrio-ventrikuläre Erregungsleitung
I45.6	Wolff-Parkinson-White-Syndrom

12.6 Beispielfälle Herzrhythmusstörungen

Grund der Aufnahme	Hauptdiagnose	Nebendiagnose	Prozedur	DRG
Patient mit Bradykardie durch β-Blocker	R00.1	Y57.9!		F71-
Patient mit paroxysmalem Vorhofflimmern	I48.0			F71-
Patient mit VTs	I47.2			F70-
Patient mit einem Mobitz-Block Typ II	I44.1			F70-
Patient mit WPW-Syndrom	I45.6			F71-

ICD:

R00.1 Bradykardie, nicht näher bezeichnet
Y57.9! Komplikationen durch Arzneimittel oder Drogen
I48.0 Vorhofflimmern, paroxysmal
I47.2 Ventrikuläre Tachykardie
I44.1 Atrioventrikulärer [AV-] Block 2. Grades
I45.6 Präexzitations-Syndrom

DRG:

F71- Nicht schwere kardiale Arrhythmie und Erregungsleitungsstörungen
F70- Schwere Arrhythmie und Herzstillstand

13 Herzklappenerkrankungen

Die Kodierung der Klappenerkrankungen kann sehr verwirrend sein, da es keine einfache systematische Ordnung der ICD-Schlüssel gibt. Wichtig für den korrekten ICD-Schlüssel ist die Ursache der Klappenerkrankung: rheumatisch oder nicht-rheumatisch bzw. n. n. b. Prinzipiell kommen rheumatische Klappenerkrankungen in die I05.- bis I09.- und explizit nicht-rheumatische in die Gruppen I34.- bis I37.-. Die Klappenerkrankungen „ohne näher bezeichneter Ursache" kodieren abwechselnd in die eine oder andere Gruppe. Das liegt daran, dass im medizinischen Sprachgebrauch die jeweils häufigste Ätiologie implizit gemeint ist, ohne benannt zu werden (z. B. „rheumatisch" für die Mitralstenose, aber „nicht-rheumatisch" für die Mitralinsuffizienz. Hier hilft nur, bei Bedarf den jeweiligen Kode nachzuschlagen, da man sich Systematik und Ausnahme schlecht merken kann.

Wird ein Patient nach einer Herzklappen-Operation direkt in ein anderes Haus zur Weiterbehandlung verlegt, so bleibt – analog zur Bypassoperation – die ursprüngliche Klappenerkrankung die Hauptdiagnose des Patienten, ergänzt um den Kode Z95.2 – Z95.4 (Z. n. Klappen-Operation).

13.1 Nicht-rheumatische Herzklappenerkrankung

Die Gruppen I34.- bis I37- kodieren explizit die nicht-rheumatischen Ursachen, die der Mitralklappeninsuffizienz (I34.0) sowie alle Aortenklappenkodes (auch die n. n. b.).

ICD:

I34.0	Mitralklappeninsuffizienz
I34.0	Mitralklappenregurgitation
I34.1	Mitralklappenprolaps
I34.1	Floppy-Valve-Syndrom
I34.2	Nichtrheumatische Mitralklappenstenose

I34.80	Nichtrheumatische Mitralklappenstenose mit Mitralklappeninsuffizienz
I35.0	Aortenklappenstenose
I35.1	Aortenklappeninsuffizienz
I35.1	Aortenklappenregurgitation
I35.2	Aortenklappenstenose mit Insuffizienz
I36.0	Nichtrheumatische Trikuspidalklappenstenose
I36.1	Nichtrheumatische Trikuspidalklappeninsuffizienz
I36.1	Nichtrheumatische Trikuspidalklappenregurgitation
I36.2	Nichtrheumatische Trikuspidalklappenstenose mit Insuffizienz
I37.0	Pulmonalklappenstenose
I37.1	Pulmonalklappeninsuffizienz
I3.1	Pulmonalklappenregurgitation
I37.2	Pulmonalklappenstenose mit Insuffizienz

13.2 Rheumatische Herzklappenerkrankung

Aus Kodiersicht fallen in diese Gruppe sowohl die nachgewiesen rheumatischen Klappenerkrankungen, als auch für die verbliebenen Klappen die Erkrankungen, bei denen eine nicht-rheumatische Ursache nicht bestätigt wurde, d. h. wenn die Ursache nicht näher bezeichnet werden kann. Ausnahmen von dieser Regel sind die Kodes I05.1, I09.8 sowie alle I06.- Kodes, die nur kodiert werden dürfen, wenn eine rheumatische Ursache vorliegt.

ICD:

I05.0	Mitralklappenstenose
I05.0	Mitralklappenobstruktion (rheumatisch)
I05.1	Rheumatische Mitralklappeninsuffizienz
I05.2	Mitralklappenstenose mit Insuffizienz
I05.2	Mitralstenose mit Insuffizienz oder Regurgitation

I06.0	Rheumatische Aortenklappenstenose
I06.0	Rheumatische Aortenklappenobstruktion
I06.1	Rheumatische Aortenklappeninsuffizienz
I06.2	Rheumatische Aortenklappenstenose mit Insuffizienz
I06.2	Rheumatische Aortenklappenstenose mit Insuffizienz oder Regurgitation

I07.0	Trikuspidalklappenstenose
I07.0	Trikuspidalklappenstenose (rheumatisch)
I07.1	Trikuspidalklappeninsuffizienz
I07.1	Trikuspidalklappeninsuffizienz (rheumatisch)
I07.2	Trikuspidalklappenstenose mit Insuffizienz

I09.8	Rheumatische Krankheit der Pulmonalklappe

13.3 Angeborene Herzklappenerkrankung

Bei den angeborenen Herzklappenerkrankungen zeigt sich hingegen eine andere Reihenfolge der Klappen, sowie deren spezieller, angeborener Erkrankung:

ICD:

Q22.0	Pulmonalklappenatresie
Q22.1	Angeborene Pulmonalklappenstenose
Q22.2	Angeborene Pulmonalklappeninsuffizienz
Q22.2	Regurgitation bei angeborener Pulmonalklappeninsuffizienz
Q22.4	Angeborene Trikuspidalklappenstenose
Q22.4	Trikuspidalatresie
Q22.5	Ebstein-Anomalie
Q22.6	Hypoplastisches Rechtsherzsyndrom
Q23.0	Angeborene Aortenklappenstenose
Q23.0	Angeborene Aortenatresie
Q23.0	Angeborene Aortenstenose

Q24.4	Angeborene subvalvuläre Aortenstenose
Q23.1	Angeborene Aortenklappeninsuffizienz
Q23.1	Angeborene Aorteninsuffizienz
Q23.1	Bikuspidale Aortenklappe
Q23.2	Angeborene Mitralklappenstenose
Q23.2	Angeborene Mitralatresie
Q23.3	Angeborene Mitralklappeninsuffizienz
Q23.4	Hypoplastisches Linksherzsyndrom

Wenn allerdings die Ätiologie z. B. einer Aortenklappenstenose erst während der OP als „angeboren" offensichtlich wird, so ist in dieser spezifischen Konstellation dennoch die „normale" Klappenerkrankung die HD, da dadurch keinerlei Veränderung des Vorgehens erfolgt (Schlichtungsausschuss zu KDE-585 vom 25.11.2020).

13.4 Multiple Herzklappenerkrankung

Liegen multiple Herzklappenerkrankungen gleichzeitig vor, die alle die Definition der Haupt- oder Nebendiagnose erfüllen, sollte darauf verzichtet werden, einen Kombinationskode aus der Gruppe I08.- zu verwenden. Die DKR D010 besagt, dass Kombinationskodes nur dann zu verwenden sind, wenn der Kode die diagnostische Information vollständig wiedergibt. Bei Verwendung der I08.- Kodes geht jedoch die Information der Art der Erkrankung verloren, sodass dieser Kode gemäß DKR nicht verwendet werden darf. 2006 wurde ein Exklusivum für die I08.- aufgenommen, das multiple nicht-rheumatische Klappenerkrankungen in der I08.- generell ausschließt.

13.5 Zustand nach Herzklappenersatz

Drei Kodes stehen zur Verfügung zur Verschlüsselung des Vorhandenseins eines Herzklappenersatzes:

ICD:

Z95.2 Vorhandensein einer künstlichen Herzklappe
Z95.2 Vorhandensein einer alloplastischen Herzklappe

Z95.3 Vorhandensein einer xenogenen Herzklappe
Z95.3 Vorhandensein einer Bioprothesen-Herzklappe
Z95.3 Vorhandensein einer transfemoralen/transapikalen Herzklappe
Z95.4 Vorhandensein eines anderen Herzklappenersatzes
Z95.4 Vorhandensein eines humanen Herzklappenersatzes
Z95.4 Vorhandensein eines Homograft-Herzklappenersatzes
Z95.4 Vorhandensein eines autogenen Herzklappenersatzes

13.6 Beispielfälle Herzklappenerkrankungen

Grund der Aufnahme	Hauptdiagnose	Nebendiagnose	Prozedur	DRG
Patient mit rheumatischer Pulmonalklappeninsuffizienz	I09.8			F75-
Patient mit Mitralstenose, unbekannt ob rheumatische oder nicht-rheumatische Ursache	I05.0			F69-
Patient mit Mitralklappeninsuffizienz und Aortenklappenstenose	I34.0 oder I35.0	+I35.0 oder +I34.0		F69-

ICD:

I09.8 Sonstige näher bezeichnete rheumatische Herzkrankheiten
I05.0 Mitralklappenstenose
I34.0 Mitralklappeninsuffizienz
I35.0 Aortenklappenstenose

DRG:

F75-	Andere Krankheiten des Kreislaufsystems
F69-	Herzklappenerkrankungen

14 Kardiologische Notfälle

14.1 Lungenembolie

Die Verschlüsselung der Lungenembolie ist sehr einfach. Es gibt nur zwei mögliche Schlüssel, wobei der unspezifische .9-Kode schon mitgezählt ist.

Lungenembolie	
mit akutem Cor pulmonale fulminante Lungenembolie massive Lungenembolie	ohne akutem Cor pulmonale nicht massive Lungenembolie nicht näher bezeichnete Lungenembolie
I26.0	I26.9

Die schwere Lungenembolie (I26.0) führt in die E64A – die minderschwere dagegen in die E64C. Mögliche Prozeduren bewirken dann den Split in thoraxchirurgische DRG.

14.1.1 Lungenembolie bei TVT

Auch wenn man eine der Lungenembolie zugrundeliegende tiefe Beinvenenthrombose (TVT) diagnostiziert und behandelt wurde, bleibt die Lungenembolie die Hauptdiagnose, da sie einerseits die stationäre Aufnahme bedingt und andererseits kein Symptom/Ausprägung ist, sondern eine eigenständige Erkrankung, die auch als solche kodiert wird [DKR D002, MD 66, FoKA I-008].

ICD:

I80.1	Thrombose, Phlebitis und Thrombophlebitis der V. femoralis
I80.20	Thrombose, Phlebitis und Thrombophlebitis der Beckenvenen
I80.28	Thrombose, Phlebitis und Thrombophlebitis sonstiger tiefer Gefäße der unteren Extremitäten

14.2 Herzstillstand und Reanimation

Jeder Herzstillstand, der eine Reanimation nach sich zieht, wird gemäß DKR 0903 über ICD-10 verschlüsselt – auch dann, wenn die Reanimation durch den Notarzt erfolgte. Die primäre stationäre Aufnahme zur Reanimation (= Aufnahme unter Reanimation) und die Aufnahme eines frisch reanimierten Patienten werden über die zusätzliche Angabe U69.13! angezeigt – unabhängig davon, wie lange der Patient tatsächlich in der Klinik ist und ob die primäre Reanimation erfolgreich verläuft. Das ist nötig, da sich extrahospital reanimierte Patienten von denen mit intrahospitaler Reanimation erheblich unterscheiden – sowohl bezüglich klinischer Charakteristika, als auch Ressourcenverbrauch und vor allem Outcome. Präklinisch ist hierbei als ein Zeitfenster von 24 Stunden vor Aufnahme in das Krankenhaus definiert. Der Ausgang der Reanimation entscheidet über den jeweiligen Kode. Neben den „Standard-Kodes" der I46.* gibt es noch einen extra Schlüssel für die pulslose elektrische Aktivität, welcher die I46.* im Exklusivum führt. Die genaue Verwendung ist nicht ganz klar, da eine PEA üblicherweise in eine Reanimationssituation mündet und diese – je nach Ergebnis – über die Schlüssel der I46.0 oder die I46.9 erfasst ist.

Bei Reanimation über (nur) den Notarzt kann allerdings der OPS „Reanimation" (8-771) nicht verschlüsselt werden, da dies keine Leistung durch das abrechnende Krankenhaus darstellt.

ICD:

I46.0	erfolgreiche Reanimation
I46.9	nicht erfolgreiche Reanimation
U69.13!	Herz-Kreislauf-Stillstand vor Aufnahme in das Krankenhaus Diese Schlüsselnummer ist bei Vorliegen eines Herzstillstandes mit erfolgreicher Wiederbelebung (I46.0) oder eines Herzstillstandes ohne erfolgreiche Wiederbelebung (I46.9) anzugeben, wenn der Herzstillstand in unmittelbarem kausalen Zusammenhang mit der aktuellen stationären Behandlung steht und innerhalb von 24 Stunden vor stationärer Aufnahme außerhalb eines Krankenhauses aufgetreten ist.

Durch den Wegfall des OPS-Kodes 8-770 für die Maßnahmen für die Atmung, wurde die Kodierung der Reanimation bereits 2008 deutlich vereinfacht, da nun immer der Kode 8-771 für die kardiale oder für die kardiopulmonale Reanimation angegeben werden kann. Die Gabe von Medikamenten zur Reanimation oder zur Unterstützung derselben wird ebenfalls mittels eines OPS-Schlüssels erfasst (8-779).

OPS:

8-771	Kardiale oder kardiopulmonale Reanimation
8-772	Operative Reanimation [MD 344]
8-779	Andere Reanimationsmaßnahmen, z. B. medikamentöse Reanimation [MD 384]

14.3 Kardiogener Schock

Der kardiogene Schock (R57.0) ist zwar im Kapitel für Symptome (18) eingeordnet und auch durch den Buchstaben „R" als solches erkennbar, jedoch ist die zusätzliche Kodierung eines Symptoms gerechtfertigt, wenn es gemäß DKR D003 die Nebendiagnosekriterien erfüllt. Das trifft auf den kardiogenen Schock als maximale Ausprägung einer Herzinsuffizienz sicher zu. Die Kodierung ist somit gerechtfertigt [DKR D003], vorausgesetzt, es fand eine schockspezifische Therapie statt und nicht eine einfache kardiale Rekompensation.

ICD:

R57.0	Kardiogener Schock

14.4 Aortendissektion

Die Kodierung der akuten Aortendissektion erfolgt nicht anhand der Stanford-/oder DeBakey-Klassifikation, sondern nach einer eigenen Klassifikation innerhalb des ICD-10. Auftretende Brustschmerzen (R07.-) werden als Symptom einer bekannten, zugrunde liegenden Erkrankung nicht kodiert. Die ICD-Kodes für die Aortendissektion haben als Nebendiagnose durchweg hohe CC-Werte.

ICD:

I71.01 Dissektion der Aorta thoracica, ohne Angabe einer Ruptur
I71.02 Dissektion der Aorta abdominalis, ohne Angabe einer Ruptur
I71.03 Dissektion der Aorta, thorakoabdominal, ohne Angabe einer Ruptur
I71.04 Dissektion der Aorta nicht näher bezeichneter Lokalisation, rupturiert
I71.05 Dissektion der Aorta thoracica, rupturiert
I71.06 Dissektion der Aorta abdominalis, rupturiert
I71.07 Dissektion der Aorta, thorakoabdominal, rupturiert

14.5 Beispielfälle kardiologische Notfälle

Grund der Aufnahme	Hauptdiagnose	Nebendiagnose	Prozedur	DRG
Fulminante Lungenembolie mit Rechtsherzbelastung mit Thrombose der V. femoralis	I26.0	I80.1		E64A
Herzstillstand und erfolgreiche kardiale Reanimation und Beatmung	I46.0		8-771	F70-
Akuter Vorderwandinfarkt mit kardiogenem Schock	I21.0	R57.0		F60-
Akutes Koronarsyndrom bei Dissektion der Aorta ascendens (Stanford A), jedoch ohne Ruptur	I71.01			F65-

ICD:

I26.0	Fulminante Lungenembolie
I80.1	Thrombose, Phlebitis und Thrombophlebitis der V. femoralis
I46.0	Herzstillstand mit erfolgreicher Reanimation
I21.0	Akuter transmuraler Myokardinfarkt der Vorderwand
R57.0	Kardiogener Schock
I71.01	Dissektion der Aorta thoracica, ohne Angabe einer Ruptur

OPS:

8-771	Kardiale oder kardiopulmonale Reanimation

DRG:

E64A	Respiratorische Insuffizienz, mehr als ein Belegungstag, mit äußerst schweren CC oder bestimmte Lungenembolie oder IntK > 196 / 184 / 184 Aufwandspunkte oder Komplexbehandlung bei isolationspflichtigen Erregern, Alter > 15 Jahre
F70-	Schwere Arrhythmie und Herzstillstand
F60-	Akuter Myokardinfarkt ohne invasive kardiologische Diagnostik
F65-	Periphere Gefäßkrankheiten ohne komplexe Diagnose

15 Herztransplantation

Im Rahmen der Anpassungen an Langlieger und sehr teure DRG-Fälle, gewinnen die komplexen Therapien immer mehr an Bedeutung. Das trifft auch auf HTx-Patienten zu, die oft sehr lange Verweildauern aufweisen, die mit den bisherigen DRGs nicht in jeder Konstellation kostendeckend abgebildet werden können.

15.1 Evaluation zur Herztransplantation

Kommt ein Patient primär zur Evaluation und möglichen Aufnahme auf die Transplantationsliste in stationäre Behandlung, so ist seine kardiologische Grunderkrankung die Hauptdiagnose. Der Patient wird abhängig von der Evaluation und deren Ergebnis in verschiedene DRGs gruppiert. Nach vollständiger Evaluation mit Aufnahme des Patienten auf die Warteliste (OPS 1-920.21) wird die DRG A62Z getriggert, bei vollständiger Evaluation ohne Aufnahme auf die Warteliste (1-920.01) die DRG A69Z und bei teilweiser Evaluation (1-920.11) entscheiden Grundkrankheit und sonstige Prozeduren. Dabei liegen die beiden „Listungs-DRG" halbwegs dicht beieinander, was auch der Realität nahe kommt. Wichtig für die beiden DRG ohne Split (Z-Split) ist, dass Prozeduren außerhalb der eigentlichen Listung meist nicht zu einer Veränderung der Erlössituation führen.

2012 wurde klargestellt, dass der tatsächliche Vorgang des „auf-die-Liste-Nehmens" auch nach dem eigentlichen stationären Aufenthalt erfolgen darf. Nach erfolgter Aufnahme auf die Warteliste wird dies bei allen weiteren stationären Fällen – also NICHT beim Listungsaufenthalt selbst – abhängig von der Dringlichkeit und des zu transplantierenden Organs über die U55.- verschlüsselt. Der Schlichtungsausschuss hat klargestellt, dass die U55 von allen Krankenhäusern und bei allen Aufenthalten verschlüsselt werden darf (MD KDE-433; FoKA 433). Interessanterweise wurde die Tatsache, dass Eurotransplant 2011 den Status „urgency" abgeschafft hat, noch immer nicht in der U55 umgesetzt.

ICD:

U55.1- Erfolgte Registrierung zur Herztransplantation
.10 Ohne Dringlichkeitsstufe U [Urgency] oder HU [High Urgency]
.11 Mit Dringlichkeitsstufe U [Urgency]
.12 Mit Dringlichkeitsstufe HU [High Urgency]
U55.3- Erfolgte Registrierung zur Herz-Lungentransplantation
.30 Ohne Dringlichkeitsstufe U [Urgency] oder HU [High Urgency]
.31 Mit Dringlichkeitsstufe U [Urgency]
.32 Mit Dringlichkeitsstufe HU [High Urgency]

OPS:

1-920.0 Vollständige Evaluation, ohne Aufnahme eines Patienten auf eine Warteliste zur Organtransplantation
.01 Herztransplantation
.03 Herz-Lungen-Transplantation
1-920.1 Teilweise Evaluation, ohne Aufnahme eines Patienten auf eine Warteliste zur Organtransplantation
Inkl.: Abbruch der Evaluation
.11 Herztransplantation
.13 Herz-Lungen-Transplantation
1-920.2 Vollständige Evaluation, mit Aufnahme eines Patienten auf eine Warteliste zur Organtransplantation
Hinw.: Ein Kode aus diesem Bereich darf pro geplanter Transplantation nur einmal angegeben werden.
.21 Herztransplantation
.23 Herz-Lungen-Transplantation
1-920.3 Re-Evaluation, mit Aufnahme oder Verbleib eines Patienten auf eine(r) Warteliste zur Organtransplantation
.31 Herztransplantation
.33 Herz-Lungen-Transplantation
1-920.4 Re-Evaluation, mit Herausnahme eines Patienten aus einer Warteliste zur Organtransplantation
.41 Herztransplantation
.43 Herz-Lungen-Transplantation

15.2 Stationäre Aufenthalte gelisteter Patienten ohne Transplantation im gleichen Aufenthalt

Sobald die Listung erfolgt ist, kann ab diesem Moment die stationäre Behandlung eines Patienten in einem Transplantationszentrum als multimodale Komplexbehandlung angegeben werden; dies zählt ausdrücklich auch für den Aufenthalt, in dem die Listung erstmalig stattfand. Als Möglichkeiten stehen die Zeitdauer der Behandlung sowie das zu transplantierende Organ zur Verfügung:

OPS:

8-97c.-- Stationäre Behandlung bei erfolgter Aufnahme auf die Warteliste zur Organtransplantation

---

Hinw.: Hier ist die stationäre Behandlungsdauer bei Patienten zu kodieren, die bereits auf der Warteliste zur Organtransplantation stehen bzw. in demselben Aufenthalt auf die Warteliste aufgenommen werden und bei denen die Transplantation nicht während desselben Aufenthaltes durchgeführt wird.

Diese Kodes sind anzugeben von Transplantationszentren bzw. von Krankenhäusern, die Kooperationspartner eines Transplantationszentrums sind. Besonders für letztere ist dies durchaus interessant, da die Groupier-Sonderfunktion „Prä-Transplantations-Aufenthalt“ (Definitionshandbuch Band 4) bei der Kombination aus Listungs-Status U/HU(U55) und Aufenthalt > 29 Tage direkt in die F37Z groupiert. Die Vergütung dafür ist nach Anlage 3a des Fallpauschalen-Katalogs und § 6 Abs. 1 KHEntgG krankenhausindividuell zu vereinbaren.

8-97c.0- Mindestens 16 bis höchstens 22 Behandlungstage
.01 Vor einer Herztransplantation
.03 Vor einer Herz-Lungen-Transplantation
8-97c.1- Mindestens 23 bis höchstens 29 Behandlungstage
.11 Vor einer Herztransplantation
.13 Vor einer Herz-Lungen-Transplantation
8-97c.2- Mindestens 30 bis höchstens 43 Behandlungstage
.21 Vor einer Herztransplantation

.23 Vor einer Herz-Lungen-Transplantation
8-97c.3- Mindestens 44 bis höchstens 57 Behandlungstage
.31 Vor einer Herztransplantation
.33 Vor einer Herz-Lungen-Transplantation
8-97c.4- Mindestens 58 Behandlungstage
.41 Vor einer Herztransplantation
.43 Vor einer Herz-Lungen-Transplantation

15.3 Beispielfälle vor der Herztransplantation

Grund der Aufnahme	Haupt-diagnose	Neben-diagnose	Prozedur	DRG
kardiale Erkrankung, vollständige Evaluation aber ohne HTX-Anmeldung	Kardiale-Erkrankung z. B. I42.0		1-920.01	A69Z
kardiale Erkrankung, teilweise Evaluation aber ohne HTX-Anmeldung	Kardiale-Erkrankung z. B. I42.0		1-920.11	F75-
kardiale Erkrankung, vollständige Evaluation mit HTX-Anmeldung	Kardiale Erkrankung z. B. I42.0	U55.10	1-920.21, 8-97c.11	A62Z
kardiale Erkrankung, Re-Evaluation mit Verbleib auf Warteliste	Kardiale Erkrankung z. B. I42.0	U55.10	1-920.31	F75-
HU-gelisteter Patient für HTX	Kardiale Erkrankung z. B. I42.0	U55.12	8-97c.41	F37Z
HU-gelisteter Patient für Lungen- und Herz-Transplantation	Kardio-pulmonale Erkrankung	U55.32	8-97c.43	F37Z

ICD:

I42.0	Dilatative Kardiomyopathie
U55.10	Erfolgte Registrierung zur Herztransplantation, ohne Dringlichkeitsstufe U [Urgency] oder HU [High Urgency]
U55.12	Erfolgte Registrierung zur Herztransplantation, mit Dringlichkeitsstufe HU [High Urgency]
U55.32	Erfolgte Registrierung zur Herz-Lungentransplantation, mit Dringlichkeitsstufe HU [High Urgency]

OPS:

1-920.01	Vollständige medizinische Evaluation und Entscheidung über die Indikation zur Herztransplantation, ohne Aufnahme eines Patienten auf eine Warteliste
1-920.11	Teilweise medizinische Evaluation und Entscheidung über die Indikation zur Herztransplantation, ohne Aufnahme eines Patienten auf eine Warteliste
1-920.21	Vollständige medizinische Evaluation und Entscheidung über die Indikation zur Herz-Transplantation, mit Aufnahme eines Patienten auf eine Warteliste
1-920.31	Medizinische Re-Evaluation und Entscheidung über die Indikation zur Herztransplantation, mit Aufnahme oder Verbleib eines Patienten auf einer Warteliste
8-97c.11	Stationäre Behandlung bei erfolgter Aufnahme auf die Warteliste zur Organtransplantation, mindestens 23 bis höchstens 29 Behandlungstage, vor einer Herztransplantation
8-97c.41	Stationäre Behandlung bei erfolgter Aufnahme auf die Warteliste zur Organtransplantation, mindestens 58 Behandlungstage, vor einer Herztransplantation
8-97c.43	Stationäre Behandlung bei erfolgter Aufnahme auf die Warteliste zur Organtransplantation, mindestens 58 Behandlungstage, vor einer Herz-Lungen-Transplantation

DRG:

A69Z	Evaluierungsaufenthalt vor Organtransplantation ohne Aufnahme auf eine Warteliste
A62Z	Evaluierungsaufenthalt vor Herztransplantation
F37Z	Längerer stationärer Aufenthalt vor Transplantation bei hoher Dringlichkeitsstufe bei Krankheiten und Störungen des Kreislaufsystems
F75-	Andere Krankheiten des Kreislaufsystems

15.4 Stationärer Aufenthalt mit Transplantation

Auch bei der Aufnahme zur Transplantation (= OP während desselben Aufenthalts) stellt die kardiologische Grunderkrankung die Hauptdiagnose dar. Im Rahmen des Transplantationsaufenthalts wird der Z-Kode Z94.1 *Z. n. Herztransplantation* nicht verwendet. Stattdessen wird aber die Zeitdauer des st. Aufenthaltes bis zur Transplantation mittels eines OPS-Kodes verschlüsselt. Der OPS-Kode für die Herz-Transplantation (5-375.*) enthält die Hinweise, dass zwar die Herz-Lungen-Maschine im Kode enthalten ist, aber (bei Anwendung) die Hypothermie, die intraaortale Ballonokklusion und die Art der Konservierung von Organtransplantaten gesondert zu kodieren sind.

8-979 Stationäre Behandlung vor Transplantation

Hinw.: Hier ist die präoperative Behandlungsdauer während des Transplantationsaufenthaltes zu kodieren.

8-979.0	Mindestens 10 bis höchstens 29 Behandlungstage
.01	Vor einer Herztransplantation
.03	Vor einer Herz-Lungen-Transplantation
8-979.1	Mindestens 30 bis höchstens 49 Behandlungstage
.11	Vor einer Herztransplantation
.13	Vor einer Herz-Lungen-Transplantation
8-979.2	Mindestens 50 Behandlungstage
.21	Vor einer Herztransplantation
.23	Vor einer Herz-Lungen-Transplantation

Die immunsuppressive Therapie unmittelbar nach der Transplantation kann mittels zweier verschiedener Kodes angegeben werden:

OPS:

8-547.3 Immunsuppression
.30 Intravenös
.31 Sonstige Applikationsform

und die Konsequenz der Immunsuppression kann mittels ICD-10 Kode D90 (Immunkompromittierung nach Bestrahlung, Chemotherapie und sonstigen immunsuppressiven Maßnahmen) verschlüsselt werden. Auch das notwendige Monitoring des Infektionsstatus wird ab jetzt verschlüsselt:

OPS:

1-930.0 Infektiologisch-mikrobiologisches Monitoring bei Immunsuppression (stets mehrerer Erreger)
1-930.1 Quantitative Virus-Nukleinsäurebestimmung

15.5 Beispielfälle während der Herztransplantation

Grund der Aufnahme	Haupt-diagnose	Neben-diagnose	Prozedur	DRG
Herztransplantation	Akute kardiale Erkrankung z. B. I42.0		5-375.0, 8-979.01, 8-547.3-, 1-930.1	A05Z
Herz-Lungen-Transplantation	Akute kardio-pulmonale Erkrankung z. B. I42.0		5-375.2, 8-979.13, 8-547.3-, 1-930.0	A05Z

ICD:

I42.0 Dilatative Kardiomyopathie

OPS:

1-930.0	Infektiologisch-mikrobiologisches Monitoring bei Immunsuppression (stets mehrerer Erreger)
1-930.1	Quantitative Virus-Nukleinsäurebestimmung
5-375.0	Herztransplantation, orthotop
5-375.2	Herz-Lungen-Transplantation (En-bloc)
8-979.01	Stationäre Behandlung vor Transplantation, mindestens 10 bis höchstens 29 Behandlungstage, vor einer Herztransplantation
8-979.13	Stationäre Behandlung vor Transplantation, mindestens 30 bis höchstens 49 Behandlungstage, vor einer Herz-Lungen-Transplantation
8-547.30	Immunsuppression, intravenös
8-547.31	Immunsuppression, sonstige Applikationsform

DRG:

A05Z	Herztransplantation

15.6 Herztransplantation in der Anamnese

Kommt der Patient nach erfolgter Herztransplantation erneut in stationäre Behandlung, wird die Transplantation nach folgendem Schema kodiert: Erst jetzt wird der Z-Kode Z94.1 als Nebendiagnose benötigt, um den Patienten als Organempfänger zu kennzeichnen. Die Hauptdiagnose richtet sich nach dem Grund der Aufnahme. Wird der Patient beschwerdefrei zur Routinekontrolle aufgenommen, so wird immer die Z09.80 *Nachuntersuchung nach Organtransplantation* zur Hauptdiagnose. Dagegen wird beim Vorliegen einer aktuellen Problematik stets diese als Hauptdiagnose gewählt (MD KDE 389). Natürlich können gegebenenfalls die Kodes für die Immunsuppression (8-547.31/D90) und die Virusdiagnostik (1-930.0; 1-930.1) verwandt werden.

15.7 Beispielfälle mit Herztransplantation in der Anamnese

Grund der Aufnahme	Haupt-diagnose	Neben-diagnose	Proze-dur	DRG
Akute Erkrankung	Akute Erkrankung z. B. I50.14	Z94.1	8-547.3-	F62-
Routine-Kontrolle mit Herzbiopsie	Z09.80	Z94.1	z. B. 1-497.2, 8-547.3-	Z64B
Abstoßung, Transplantationsvaskulopathie	T86.2	Z94.1	8-547.3-	A60-
Komplexe Infektion der Atmungsorgane bei HTX	z. B. J85.1	Z94.1	8-547.3-	E77-
Pneumonie bei HTX	z. B. J18.9	Z94.1	8-547.3-	E77-
Sepsis bei HTX + OR-Prozedur	z. B. A41.9	Z94.1	OR-Prozedur, 8-547.3-	T01A
Sepsis bei HTX	z. B. A41.9	Z94.1	8-547.3-	T60-
Virale Erkrankung bei HTX	z. B. B25.9	Z94.1	8-547.3-	T63B

ICD:

I50.14	Linksherzinsuffizienz NYHA IV
Z09.80	Nachuntersuchung nach Organtransplantation
T86.2	Abstoßung und Versagen eines Herztransplantates
Z94.1	Z. n. Herztransplantation
J85.1	Abszess der Lunge mit Pneumonie
J18.9	Pneumonie, nicht näher bezeichnet
A41.9	Sepsis, nicht näher bezeichnet
B25.9	Zytomegalie, nicht näher bezeichnet

OPS:

1-493.0	Perkutane (Nadel-)Biopsie am Myokard
1-497.0	Transvenöse oder transarterielle Biopsie: Endokard
1-497.1	Transvenöse oder transarterielle Biopsie: Endomyokard
1-497.2	Transvenöse oder transarterielle Biopsie: Myokard
8-547.3-	Immunsuppression

DRG:

Z64B	Andere Faktoren, die den Gesundheitszustand beeinflussen, Nachbehandlung nach abgeschlossener Behandlung mit bestimmter Radiojoddiagnostik, mit bestimmtem Kontaktanlass
A60-	Versagen und Abstoßung eines Organtransplantates
E77-	Infektionen und Entzündungen der Atmungsorgane mit bestimmter Diagnose [...]
F62-	Herzinsuffizienz und Schock
T01A	OR-Prozedur bei infektiösen und parasitären Krankheiten mit bestimmter komplexer Prozedur oder komplizierender Konstellation, außer bei sonstiger Sepsis
T60-	Sepsis mit komplizierenden Prozeduren oder bei Zustand nach Organtransplantation
T63B	Schwere virale Erkrankung, außer bei Zustand nach Organtransplantation, ohne intensivmedizinische Komplexbehandlung > 196/184/- Aufwandspunkte, Alter > 13 Jahre oder ohne komplexe Diagnose

16 Stammzelltransfusion

Seit 2006 besteht die Möglichkeit, die Stammzelltransfusion/-transplantation speziell für die Kardiologie zu verschlüsseln. Die resultierende DRG F96Z Stammzelltransfusion bei Krankheiten und Störungen des Kreislaufsystems muss auch 2026 krankenhausindividuell vereinbart werden. Die dazu nötigen OPS-Ziffern wurden unverändert seit 2007 überführt und bieten folgende Möglichkeiten:

OPS:

8-860	Autogene Stammzelltherapie Exkl.: Transfusion von peripher gewonnenen hämatopoetischen Stammzellen (8-805) Transplantation von hämatopoetischen Stammzellen aus dem Knochenmark (5-411) Hinw.: Die Gewinnung der mesenchymalen oder hämatopoetischen Stammzellen ist im Kode enthalten
8-860.0	Intramyokardiale Stammzelltherapie
.00	Ohne Anreicherung von Stammzellfraktionen oder kulturelle Vermehrung
.01	Mit Anreicherung von Stammzellfraktionen und/oder kultureller Vermehrung
8-860.1	Intrakoronare Stammzelltherapie
.10	Ohne Anreicherung von Stammzellfraktionen oder kulturelle Vermehrung
.11	Mit Anreicherung von Stammzellfraktionen und/oder kultureller Vermehrung

Die Art der Verschlüsselung ist bei dieser DRG auch 2026 unerheblich, nur diese vier Prozeduren finden sich überhaupt im Kodieralgorithmus. Sämtliche Diagnosen und alle weiteren Prozeduren haben daher keinen Einfluss auf die Eingruppierung.

16.1 Beispiel Stammzelltransfusion

Grund der Aufnahme	Haupt-diagnose	Neben-diagnose	Prozedur	DRG
Kardiologische Erkrankung			8-860.00	F96Z

OPS:

8-860.00 Intramyokardiale Stammzelltherapie, ohne Anreicherung von Stammzellfraktionen oder kulturelle Vermehrung

DRG:

F96Z Stammzelltransfusion bei Krankheiten und Störungen des Kreislaufsystems

17 Kardiologische Frührehabilitation

Seit 2006 gibt es zwei spezielle DRGs (F29Z und F45Z) in der Kardiologie, die für die Frührehabilitation vorgesehen sind. OPS-Ziffern der neurologisch-neurochirurgischen Frührehabilitation (8-552.-) und Ziffern der fachübergreifenden Frührehabilitation (8-559.-) groupieren in diese beiden nicht kalkulierten DRGs. Für beide DRGs sind krankenhausindividuelle Entgelte zu vereinbaren, soweit diese DRG als Krankenhausleistung erbracht werden dürfen. Die Kodes sind aber erst ab dem OP-Tag zu kodieren und dabei muss es sich um ein akutes Gesundheitsproblem handeln. Darunter fallen jedoch auch postoperative Zustände [MD KDE 32, FoKA 8-002].

Zur Kodierung eines Rehabilitationskodes müssen aber, ähnlich den Bedingungen für die intensivmedizinische Komplexbehandlung, Mindestmerkmale erfüllt sein:

OPS:

8-559 Fachübergreifende und andere Frührehabilitation

Strukturmerkmale:

- Frührehateam unter fachärztlicher Behandlungsleitung (mindestens 5 Jahre in der Rehabilitationsmedizin tätig oder 5 Jahre Tätigkeit in der physikalischen und rehabilitativen Medizin oder Facharzt für physikalische und rehabilitative Medizin)
- Vorhandensein von besonders geschultem Pflegepersonal für aktivierend-therapeutische Pflege (Therapeutische Lagerung, Mobilisierung, Körperpflege, Kleiden, Essen und Trinken; Ausscheidungstraining, Wahrnehmungsförderung, Aktivierungstherapie, Trachealkanülenmanagement u. a.)
- Vorhandensein von mindestens 4 der folgenden Therapiebereiche: Physiotherapie/Krankengymnastik, Physikalische Therapie, Ergotherapie, Neuropsychologie/Psychologie, Psychotherapie, Logopädie/fazioorale Therapie/Sprachtherapie, künstlerische Therapie (Kunst- und/oder Musiktherapie), Dysphagietherapie

Mindestmerkmale:

- Standardisiertes Frührehabilitations-Assessment oder Einsatz von krankheitsspezifischen Scoring-Systemen in mindestens 5 Bereichen (Bewusstseinslage, Kommunikation, Kognition, Mobilität, Selbsthilfefähigkeit, Verhalten, Emotion) zu Beginn der Behandlung
- Wöchentliche Teambesprechung mit wochenbezogener Dokumentation bisheriger Behandlungsergebnisse und weiterer Behandlungsziele
- Einsatz von mindestens 3 der oben genannten Therapiebereiche patientenbezogen in unterschiedlichen Kombinationen und unterschiedlichem Zeitaufwand
- Entlassungsassessment zur gezielten Entlassung oder Verlegung des Patienten

  Eine gleichzeitige (dauernde oder intermittierende) akutmedizinische Diagnostik bzw. Behandlung ist gesondert zu kodieren.

Zusätzlich benötigt man eine Rehabilitation über einen Zeitraum von mindestens 14 Behandlungstagen. Zum Erreichen der DRG F29Z ist außer dem Reha-Schlüssel noch ein weiterer aufwändiger Eingriff (aus der Tabelle „bestimmte OR Prozedur" TAB-BORP-V1 des Definitionshandbuches) notwendig.

Die Reha-Schlüssel ergeben sich aus einer Kombination der Anzahl der Behandlungstage, welche in der fünften Stelle kodiert werden, und der Anzahl der durchschnittlichen Therapieeinheiten pro Woche an der sechsten Stelle:

Anzahl der Behandlungstage (5. Stelle des Kodes):

8-559.3-	Mindestens 7 bis höchstens 13 Behandlungstage
8-559.4-	Mindestens 14 bis höchstens 20 Behandlungstage
8-559.5-	Mindestens 21 bis höchstens 27 Behandlungstage
8-559.6-	Mindestens 28 bis höchstens 34 Behandlungstage
8-559.7-	Mindestens 35 bis höchstens 41 Behandlungstage
8-559.8-	Mindestens 42 Behandlungstage

Anzahl Therapieeinheiten (6. Stelle des Kodes):

8-559.-0 Durchschnittlicher Einsatz von 15 Therapieeinheiten (jeweils von mindestens 30 Minuten) pro Woche
8-559.-1 Durchschnittlicher Einsatz von 20 Therapieeinheiten (jeweils von mindestens 30 Minuten) pro Woche
8-559.-2 Durchschnittlicher Einsatz von 30 Therapieeinheiten (jeweils von mindestens 30 Minuten) pro Woche
8-559.-3 Durchschnittlicher Einsatz von 40 Therapieeinheiten (jeweils von mindestens 30 Minuten) pro Woche

Zusätzlich zu den beiden Früh-Reha-DRGs gibt es die bewertete DRG F48Z, die die geriatrischen frührehabilitativen Fällen in der Kardiologie beschreibt. Dazu ist aber ein Kode aus der Gruppe 8-550 nötig:

OPS:

8-550 Geriatrische frührehabilitative Komplexbehandlung

Strukturmerkmale:

- Multiprofessionelles Team unter fachärztlicher Behandlungsleitung (Zusatzbezeichnung, Schwerpunktbezeichnung oder Facharztbezeichnung im Bereich Geriatrie erforderlich). Die Behandlungsleitung muss überwiegend in der zugehörigen geriatrischen Einheit tätig sein
- Vorhandensein von besonders geschultem Pflegepersonal für aktivierend-therapeutische Pflege. Hierfür muss mindestens eine Pflegefachkraft des multiprofessionellen Teams eine strukturierte curriculare geriatriespezifische Zusatzqualifikation im Umfang von mindestens 180 Stunden sowie eine mindestens 6-monatige Erfahrung in einer geriatrischen Einrichtung nachweisen
- Vorhandensein mindestens folgender Therapiebereiche: Physiotherapie/Physikalische Therapie, Ergotherapie, Logopädie/fazioorale Therapie, Psychologie/Neuropsychologie

Mindestmerkmale:

- Standardisiertes geriatrisches Assessment zu Beginn der Behandlung in mindestens 4 Bereichen (Mobilität, Selbsthilfefähigkeit, Kognition, Emotion) und am Ende der geriatrischen frührehabilitativen Behandlung in mindestens 2 Bereichen (Selbsthilfefähigkeit, Mobilität). Lässt der Zustand des Patienten die Erhebung einzelner Assessmentbestandteile nicht zu, ist dies zu dokumentieren. Wenn der Zustand des Patienten es erlaubt, ist die Erhebung nachzuholen
- Soziales Assessment zum bisherigen Status in mindestens 5 Bereichen (soziales Umfeld, Wohnumfeld, häusliche/außerhäusliche Aktivitäten, Pflege-/Hilfsmittelbedarf, rechtliche Verfügungen). Lässt der Zustand des Patienten die Erhebung einzelner Assessmentbestandteile nicht zu, ist dies zu dokumentieren. Sofern möglich sind die fehlenden Bestandteile fremdanamnestisch zu erheben bzw. ist die Erhebung nachzuholen, wenn der Zustand des Patienten es erlaubt
- Die wöchentliche Teambesprechung erfolgt unter Beteiligung der fachärztlichen Behandlungsleitung und jeweils mindestens eines Vertreters der Pflege sowie der Therapiebereiche Physiotherapie/Physikalische Therapie, Ergotherapie, Logopädie/fazioorale Therapie und Psychologie/Neuropsychologie pro vollständiger Woche. Die für diesen Kode erforderliche wochenbezogene Dokumentation ist erfüllt, wenn sie die Ergebnisse der bisherigen Behandlung und die weiteren Behandlungsziele umfasst. Hierfür sind die Beiträge der patientenbezogen beteiligten Berufsgruppen ausreichend. Weitere Nachweise zur Durchführung der Teambesprechung sind nicht erforderlich
- Teamintegrierter Einsatz von mindestens 2 der folgenden 4 Therapiebereiche: Physiotherapie/Physikalische Therapie, Ergotherapie, Logopädie/fazioorale Therapie, Psychologie/Neuropsychologie

  Eine gleichzeitige (dauernde oder intermittierende) akutmedizinische Diagnostik bzw. Behandlung ist gesondert zu kodieren.

8-550.0 Mindestens 7 Behandlungstage und 10 Therapieeinheiten

Hinw.: Der therapeutische Anteil umfasst insgesamt mindestens 10 Therapieeinheiten von durchschnittlich 30 Minuten, davon mindestens 9 Therapieeinheiten als Einzeltherapie

8-550.1 Mindestens 14 Behandlungstage und 20 Therapieeinheiten

Hinw.: Der therapeutische Anteil umfasst insgesamt mindestens 20 Therapieeinheiten von durchschnittlich 30 Minuten, davon mindestens 18 Therapieeinheiten als Einzeltherapie

8-550.2 Mindestens 21 Behandlungstage und 30 Therapieeinheiten

Hinw.: Der therapeutische Anteil umfasst insgesamt mindestens 30 Therapieeinheiten von durchschnittlich 30 Minuten, davon mindestens 27 Therapieeinheiten als Einzeltherapie

17.1 Beispiele kardiologischer Frührehabilitation

Grund der Aufnahme	Hauptdiagnose	Nebendiagnose	Prozedur	DRG
Früh-Reha über 18 Tage mit durchschnittlich 40 Therapieeinheiten pro Woche und zusätzlicher bestimmter Eingriff			8-559.43 + zusätzlicher bestimmter Eingriff	F29Z
Früh-Reha über 37 Tage mit durchschnittlich 20 Therapieeinheiten pro Woche			8-559.71	F45Z
Geriatrische Früh-Reha über 29 Tage			8-550.2	F48Z

OPS:

8-559.71	Fachübergreifende und andere Frührehabilitation, mindestens 35 bis höchstens 41 Behandlungstage, durchschnittlicher Einsatz von 20 Therapieeinheiten (jeweils von mindestens 30 Minuten) pro Woche
8-559.43	Fachübergreifende und andere Frührehabilitation, mindestens 14 bis höchstens 20 Behandlungstage, durchschnittlicher Einsatz von 40 Therapieeinheiten (jeweils von mindestens 30 Minuten) pro Woche
8-550.2	Geriatrische frührehabilitative Komplexbehandlung, mindestens 21 Behandlungstage und 30 Therapieeinheiten

DRG:

F29Z	Frührehabilitation bei Krankheiten und Störungen des Kreislaufsystems, mit bestimmter OR-Prozedur, außer kardiothorakale Eingriffe
F45Z	Frührehabilitation bei Krankheiten und Störungen des Kreislaufsystems
F48Z	Geriatrische frührehabilitative Komplexbehandlung bei Krankheiten und Störungen des Kreislaufsystems

18 Häufige Nebendiagnosen in der Kardiologie

Die folgenden Listen können unmöglich einen abschließenden Überblick über häufig gebrauchte Nebendiagnosen in der Kardiologie geben, daher sei jeder kodierenden Person immer geraten, Antworten auf spezielle nicht-kardiologische Fragestellungen in Kodierleitfäden anderer Fachgebiete zu suchen.

Zur Auffindung seltener Nebendiagnosen ist auch jede Softwarelösung deutlich schneller und flexibler als das Arbeiten mit Hitlisten. Ebenso bewusst wird hier auch auf eine Kennzeichnung von schweregraderhöhenden Nebendiagnosen verzichtet, da einzig die korrekte Anwendung der DKR über den Gebrauch von Nebendiagnosen entscheiden soll und nicht deren ökonomischer Wert. MD- und FoKA-Empfehlungen, die sich direkt auf die aufgelisteten Nebendiagnosen beziehen, werden jeweils zusätzlich aufgeführt.

18.1 Stoffwechselerkrankungen

ICD:

E11.90	Diabetes mellitus Typ II, ohne Komplikationen, nicht entgleist [MD 35, FoKA E-004]
E11.91	Diabetes mellitus Typ II, ohne Komplikationen, entgleist [MD 9, FoKA E-002]
E10.90	Diabetes mellitus Typ I, ohne Komplikationen, nicht entgleist [MD 35, FoKA E-004]
E10.91	Diabetes mellitus Typ I, ohne Komplikationen, entgleist [MD 9, FoKA E-002]
E11.74	Diabetisches Fußsyndrom bei DM Typ II (nicht entgleist) + Komplikationen zusätzlich mit angeben [DKR 0401]
E05.9	Latente Hyperthyreose, n. n. b.

E03.9	Hypothyreose, n. n. b.
E89.0	Hypothyreose nach Strumektomie
E78.0	reine Hypercholesterinämie
E78.1	reine Hypertriglyzeridämie
E78.2	gemischte Hyperlipidämie
E78.3	gemischte Hypertriglyzeridämie
E79.0	Hyperurikämie ohne Gicht
M10.07	idiopathische Gicht des Fußes

18.2 Nierenerkrankungen

ICD:

N17.0	Akutes Nierenversagen (ANV) mit Tubulusnekrose
– N17.03	Stadium 1–3 [MD 268, FoKA N-018]
N18.1	chron. Nierenkrankheit,
– N18.4	Stadium 1–4 [MD 268, FoKA N-018]
N18.5	terminale Niereninsuffizienz (Stadium 5)
E11.20	Diabetes mellitus Typ II
+ N08.3*	mit diabt. Nephropathie (stets + N18.*)
N30.0	Akute Zystitis [FoKA N-005]
N39.0	Harnwegsinfekt [MD 8, FoKA N-002]

18.3 Komplikationen

ICD:

I72.3	Aneurysma (spurium) der A. iliaca
I72.4	Aneurysma (spurium) einer Arterie der unteren Extremität
T81.0	Blutung und Hämatom (z. B. nach Leistenpunktion)
T81.4	Infiziertes Hämatom postoperativ o. n. A.
D62	Akute Blutungsanämie [MD 129]

D68.3-	+ Hämorrhagische Diathese durch Blutung Antikoagulanzien und Antikörper + Blutungsquelle zusätzlich mit angeben [MD 23, FoKA Z-002]
Z88.8	anamnestisch bekannte Kontrastmittel-Allergie
T88.7	Nicht näher bezeichnete unerwünschte Nebenwirkung eines Arzneimittels oder einer Droge (ansonsten immer spezifisch die Auswirkungen kodieren)
Y57.9!	Komplikation durch Arzneimittel (immer mit Auswirkung verbinden)
Y84.9!	Komplikation durch medizinische Maßnahmen (immer mit Auswirkung verbinden)
J90	Pleuraerguss, a. n. k.
J93.0	spontaner Spannungspneumothorax
J95.80	Pneumothorax postoperativ oder iatrogen
I31.3	Perikarderguss (nichtentzündlich)
R18	Aszites

18.4 Infektionen

ICD:

N30.0	Akute Zystitis [FoKA N-005]
N39.0	Harnwegsinfekt [MD 8, FoKA N-002]
J18.0	Bronchopneumonie, n. n. b.
J15.9	Bakterielle Pneumonie, n. n. b.
J18.2	Stauungspneumonie [MD 21, FoKA J-002]
U69.01!	Anderenorts klassifizierte, im Krankenhaus erworbene Pneumonie, die mehr als 48 Stunden nach Aufnahme auftritt
U69.02!	Anderenorts klassifizierte, im Krankenhaus erworbene Pneumonie, die entweder bei Aufnahme besteht oder innerhalb von 48 Stunden nach Aufnahme auftritt, bei bekannter, bis zu 28 Tage zurückliegender Hospitalisierung

U69.03! Anderenorts klassifizierte, im Krankenhaus erworbene Pneumonie, die entweder bei Aufnahme besteht oder innerhalb von 48 Stunden nach Aufnahme auftritt, bei bekannter, 29 bis zu 90 Tage zurückliegender Hospitalisierung

J18.9 Pneumonie, n. n. b.

T81.4 Infiziertes Hämatom postoperativ o. n. A.

A49.9 Bakterielle Infektion, n. n. b.

18.5 PAVK

ICD:

I70.20 Becken-Bein-Typ, ohne Beschwerden
Stadium I nach Fontaine

I70.21 Becken-Bein-Typ, mit belastungsinduziertem Ischämieschmerz, Gehstrecke 200 m und mehr
Stadium IIa nach Fontaine

I70.22 Becken-Bein-Typ, mit belastungsinduziertem Ischämieschmerz, Gehstrecke weniger als 200 m
Stadium IIb nach Fontaine

I70.23 Becken-Bein-Typ, mit Ruheschmerz
Stadium III nach Fontaine

I70.24 Becken-Bein-Typ, mit Ulzeration
Stadium IV nach Fontaine mit Ulzeration
Gewebedefekt begrenzt auf Haut [Kutis] und Unterhaut [Subkutis]

I70.25 Becken-Bein-Typ, mit Gangrän
Stadium IV nach Fontaine mit Gangrän
Trockene Gangrän, Stadium IVa nach Fontaine
Feuchte Gangrän, Stadium IVb nach Fontaine

E11.74 Diabetisches Fußsyndrom bei DM Typ II (nicht entgleist) + Komplikationen zusätzlich mit angeben [DKR 0401]

19 Herzkatheter

Durch die sehr variable Anwendung des Herzkatheters sind zahlreiche Kombinationsmöglichkeiten gegeben, die nicht alle durch eigene OPS-Ziffern abgedeckt werden. In diesen Fällen ist die Kombination von OPS-Kodes aus dem Bereich 1-27-.- erlaubt, so lange Inklusiva diese Kombinationen nicht ausdrücklich schon beinhalten.

Wird der Herzkatheter ohne die Hauptdiagnose Infarkt (I21.*; I22*) erbracht, gruppieren alle Fälle in die gemeinsame Basis-DRG F49. Die F49 ermöglicht eine hochdifferenzierte Eingruppierung unter Berücksichtigung erweiterter Methoden wie z. B. den Mapping-Verfahren bis hin zur Erfassung des Schweregrades über den Intensivkomplex-Score. Die F49 ist dabei Bestandteil des 2026 etablierten Systems kardiologischer Hybrid-DRG.

19.1 Transarterieller Linksherzkatheter

Die Gruppe der transarteriellen Linksherzkatheter (1-275.-) kennt keine Inklusiva, d. h. es werden alle Maßnahmen so verschlüsselt, wie sie durchgeführt wurden:

OPS:

- 1-275.0 Koronarangiographie ohne weitere Maßnahmen
- 1-275.1 Koronarangiographie und Druckmessung im linken Ventrikel
- 1-275.2 Koronarangiographie, Druckmessung und Ventrikulographie im linken Ventrikel
- 1-275.3 Koronarangiographie, Druckmessung und Ventrikulographie im linken Ventrikel, Druckmessung in der Aorta und Aortenbogendarstellung
- 1-275.4 Koronarangiographie, Druckmessung in der Aorta und Aortenbogendarstellung
- 1-275.5 Koronarangiographie von Bypassgefäßen

1-275.6 Ventrikulographie mit Druckmessung im linken Ventrikel und Aortenbogendarstellung

19.2 Transseptaler Linksherzkatheter

Der transseptale Linksherzkatheter (1-274.-) schließt in jedem Fall eine Katheteruntersuchung der Aorta, des linken Ventrikels und Vorhofes sowie der Pulmonalvenen mit ein, sodass z. B. der Schlüssel 1-276.21 für die Ventrikulographie des linken Ventrikel nicht mit angegeben wird.

OPS:

1-274.0 Druckmessung mit Druckgradientenbestimmung
1-274.1 Oxymetrie
1-274.2 Druckmessung mit Messung des Shuntvolumens
1-274.3 Sondierung des Vorhofseptums
.31 mit Nadel
.32 mit Radiofrequenz-Sondierungsdraht
1-274.4 Sondierung des Ventrikelseptums

19.3 Rechtsherzkatheter

Der Rechtsherzkatheter (1-273.-) schließt dagegen die Katheteruntersuchung der A. Pulmonalis, rechter Ventrikel und Vorhof sowie der Vena cava mit ein. Des Weiteren gehören auch Druckmessung, Druckgradientenbestimmung, Messung des Herzzeitvolumens und des pulmonalen Gefäßwiderstandes sowie die Messung unter Belastung als Inklusiva dazu. Der Rechtsherz-Einschwemm-Katheter (Swan-Ganz-Katheter) kann mit einem Schlüssel aus dieser Gruppe kodiert werden – wenn er allerdings zu Monitorzwecken gelegt wurde, konkurriert die 8-932 (Monitoring ... mit Messung des Pulmonalarteriendruckes) [MD 275, Dissens mit FoKA 1-005].

OPS:

1-273.1 Oxymetrie
1-273.2 Druckmessung mit Messung des Shuntvolumens
1-273.5 Messung der pulmonalen Flussreserve
1-273.6 Messung des Lungenwassers

19.4 Kombinierter Links-/Rechtsherzkatheter

Seit 2009 sind keine Kombi-OPS „Links- und Rechtsherz..." mehr vorgesehen. Es werden die individuellen Kodes aus 1-273.- und 1-275.- verschlüsselt.

19.5 Biopsie

Myokardbiopsien sind nicht unter den diagnostischen Katheteruntersuchungen (1-27-.-) eingruppiert, sondern in der Gruppe der Biopsien (1-49-.-). Egal, ob transvenös oder transarteriell, der Schlüssel unterscheidet nur das Ziel der Biopsie:

OPS:

1-497.0 transvenöse oder transarterielle Biopsie: Endokard
1-497.1 transvenöse oder transarterielle Biopsie: Endomyokard
1-497.2 transvenöse oder transarterielle Biopsie: Myokard

Die Schlüssel der Gruppe 1-497.- sind im Gegensatz zu den Schlüsseln der 1-494.- (perkutane Biopsie durch bildgebende Verfahren) z. B. in der DRG F49 splitrelevant.

19.6 IVUS/Flussmessung/OCT

Seit 2007 finden sich die Druckmessungen (inklusive Bestimmung der fraktionellen myokardialen Flussreserven (FFRmyo)) in der Gruppe der *anderen diagnostischen Herzkatheteruntersuchung* (1-279.-). 2013 kam der spezifische OPS-Kode zur optischen Kohärenztomographie (OCT) der Koronargefäße als weitere diagnostische Methode hinzu. Seit 2014 sind alle Verfahren (IVUS/OCT/FFR) in der F49- splitrelevant.

Es stehen folgende Schlüssel für den intravasalen Ultraschall (IVUS), intrakardiale Echokardiographie (ICE), optische Kohärenztomographie (OCT) und Flussmessung zur Verfügung:

OPS:

3-05e	Endosonographie der Blutgefäße
3-05g.-	Endosonographie des Herzens
3-05g.0	Intravaskulärer Ultraschall der Koronargefäße [IVUS]
3-05g.1	Intrakoronare Flussmessung
3-05g.2	Intrakardiale Echokardiographie [ICE] Inkl.: Flussmessung
1-279.a	Koronarangiografie mit intrakoronarer Druckmessung Inkl.: Bestimmung der fraktionellen myokardialen Flussreserve (FFRmyo)
3-300.1	Optische Kohärenztomographie [OCT]: Koronargefäße

19.7 Angiokardiographien

Angiokardiographien (1-276.-) können nur dann verschlüsselt werden, wenn sie nicht sowieso als Inklusiva einer anderen Katheteruntersuchung durchgeführt wurden. Zur Auswahl stehen die Pulmonalisangio- und Aortographie, sowie drei verschiedene Varianten der Ventrikulographie:

OPS:

1-276.0	Pulmonalisangiographie
1-276.1	Aortographie
1-276.20	Ventrikulographie, rechter Ventrikel
1-276.21	Ventrikulographie, linker Ventrikel
1-276.22	Ventrikulographie, rechter und linker Ventrikel

19.8 Katheter bei univentrikulärem Herzen

Bei Vorliegen eines univentrikulären Herzen (UVH, Q20.-) wird die durchgeführte Katheteruntersuchung mit eigenen Schlüsselnummern angegeben:

ICD:

Q20.4	morphologisch univentrikuläres Herz
Q20.4	Doppeleinstromventrikel
Q20.9	funktionell univentrikuläres Herz
Q20.8	Ventrikuläre Imbalance bei funktionell univentrikulärem Herzen

OPS:

1-277.0	Katheteruntersuchung bei UVH ohne Duktusabhängigkeit
1-277.1	Katheteruntersuchung bei UVH mit duktusabhängigem Blutfluss im Lungenkreislauf
1-277.2	Katheteruntersuchung bei UVH mit duktusabhängigem Blutfluss im Körperkreislauf

19.9 Weitere Katheteruntersuchungen

Abschließend gibt es noch spezielle Schlüssel für einzelne diagnostische Prozeduren, vor deren Gebrauch aber immer die Inklusiva der deutlich häufiger angewendeten Katheteruntersuchungen geprüft werden sollten. Seit 2009 kann man die Kontraktionsanalyse detaillierter kodieren:

OPS:

1-279.0	Bestimmung des Herzvolumens und der Austreibungsfraktion
1-279.1	Quantitative regionale Funktionsanalyse
1-279.2	Densitometrie des Ventrikels
1-279.3	Densitometrie des Myokardes

1-279.4 Densitometrie der großen Gefäße
1-279.5 Intrakardiale Kontraktionsanalyse
.50 Im dreidimensionalen System
.51 Mit einem Druck und Kontraktilität messenden Dopplerdraht (DPDT)
.5x Sonstige
1-279.6 Sondierung des Ductus arteriosus Botalli
1-279.7 Sondierung eines operativ angelegten Shuntes
1-279.8 Sondierung von Kollateralgefäßen
1-279.9 Angioskopie (Biopsie zusätzlich kodieren: 1-497.)
1-279.a Koronarangiografie mit intrakoronarer Druckmessung (inkl. Bestimmung der fraktionellen Flussreserve (FFRmyo))

19.10 Beispielfälle Herzkatheter

Grund der Aufnahme	Hauptdiagnose	Nebendiagnose	Prozedur	DRG
Kombinierter Links-Rechts-Herzkatheter mit Koronarangiographie, RH-Oxymetrie und Druckmessung in der Aorta bei Z. n. Bypass-OP		Z95.1	1-273.1, 1-275.5 1-275.[0–4]	F49
Koronarangiographie mit transseptaler Oxymetrie			1-275.0, 1-274.1	F49
Rechtsherzkatheter mit Druckgradientenbestimmung und Untersuchung des rechten Ventrikels sowie Messung des Lungenwassers			1-273.6	F49

ICD:

Z95.1 Vorhandensein eines aortokoronaren Bypasses

OPS:

1-273.1 Rechtsherzkatheter: Oxymetrie
1-275.5 Koronarangiographie von Bypassgefäßen
1-275.0 Koronarangiographie
1-274.1 transseptaler Linksherzkatheter mit Oxymetrie
1-273.6 Rechtsherzkatheter mit Messung des Lungenwassers

20 Perkutane Koronarinterventionen (PCI)

Neben den Kodes für die Ballondilatation und die Stentimplantation gibt es zahlreiche weitere Prozedurenschlüssel, die die verschiedenen PCI-Eingriffe beschreiben. Ihr Einsatz ergibt sich jeweils aus ihrer Bezeichnung, jedoch sind einige Besonderheiten zu beachten.

20.1 Embolieprotektionssysteme

2007 wurde die Kodierung der Embolieprotektionssysteme grundlegend angepasst. So gibt es nur noch einen OPS-Kode, der für sämtliche Einsatzgebiete – ausgenommen der Cava-Schirm (8-839.1) – benutzt wird.

OPS:

8-83b.9 Einsatz eines Embolieprotektionssystems
Exkl.: Perkutane Einführung eines Vena-cava-Filters (8-839.1)

Zur Anwendung kommen die Embolieprotektionssysteme bei:

8-836 Perkutan-transluminale Gefäßintervention
8-837 Perkutan-transluminale Gefäßintervention an Herz und Koronargefäßen
8-838 Perkutan-transluminale Gefäßintervention an Gefäßen des Lungenkreislaufes
8-839 Andere therapeutische Katheterisierung und Kanüleneinlage in Herz und Blutgefäße

20.2 Verschlusssysteme

Die Kodierung der Verschlusssysteme wurde 2010 erweitert:

OPS:

8-83b.c Verwendung eines Gefäßverschlusssystems

Hinw.: Die Verwendung eines Verschlusssystems ist bei diagnostischem oder interventionellem Einsatz eines Katheters gesondert zu kodieren

.c2 Nahtsystem
.c3 Clipsystem
.c4 Polymerdichtung mit äußerer Sperrscheibe
.c5 Resorbierbare Plugs ohne Anker
Inkl.: Kollagenplugs ohne Anker, extravaskulärer Polyglykolsäure-Pfropf
.c6 Resorbierbare Plugs mit Anker
Inkl.: Kollagenplugs mit Anker

Folgende Produkte kodieren daher in folgende Schlüssel:

Name	Hersteller
Nahtsysteme (8-83b.c2)	
Perclose	Abbott
Prostar	Abbott
Techstar	Abbott
Proglide	Abbott
X-Press	X-site Medical
Clipsystem (8-83b.c3)	
Starclose	Abbott
Polymerdichtung mit äußerer Sperrscheibe (8-83b.c4)	
ExoSeal	Cordis
FemoSeal	St. Jude Medical
Resorbierbare Plugs mit Anker (8-83b.c6)	
VasoSeal	Datascope
On site	Datascope
Angio-Seal	St. Jude Medical
Duett pro sealing device	Vascular solutions

20.3 Spasmolyse/Thrombaspiration

Sowohl Spasmolyse, als auch Thrombaspiration sind in der F12 splitrelevant und führen selbst in die DRG F52 (Thrombaspiration) bzw. F58- (Spasmolyse). Zur Kodierung dieser Techniken sollten folgende Kodes benutzt werden – wobei nur für die Thrombaspiration ein expliziter OPS existiert:

8-837.t Thrombektomie aus Koronargefäßen
8-837.x Sonstige perkutan-transluminale Gefäßintervention an Herz und Koronargefäßen

20.4 Liste der PCI-Prozeduren

In der Gruppe 8-837.-- sind sehr unterschiedliche Eingriffe aufgelistet, teilweise mit genaueren Angaben zur Anzahl der Prozeduren, bzw. ob eine oder mehrere Koronararterien betroffen ist. Die Prozeduren beziehen sinngemäß auch Interventionen an den Bypass-Gefäßen mit ein. Außerdem findet man unter 8-83b- Zusatzinformationen, mittels deren Kodierung man weitere notwendige Informationen über Art und Material der PCI-Maßnahme verschlüsseln kann. Da die 8-837 vollständig genutzt ist, kodieren die medikamentefreisetzenden, bioresorbierbaren Stents in die 8-83d.0* und die selbstexpandierenden Koronarstents in die 8-83d.1* bzw. 8-83d.2*. Die Ostium-Protection-Devices (OPD) wurden den „Bifurkationsstents" (8-837.u/v) zugeschlagen und für die medikamentefreisetzenden adaptierenden Hybrid-Stents wurde die 8-83d.b geschaffen. Zudem ist die Anwendung eines Super-Hochdruckballons eigenständig erfassbar (8-83b.bj) und sollte im Rahmen einer PCI der Koronardraht eingebracht worden, aber nicht vorschiebbar sein, so gibt es dafür einen eigenständigen OPS in der 8-83d.*. Das nächste Kapitel beschreibt die Kodierung der Stents selbst. Bei Anwendung einer Hybridchirurgie darf seit 2017 auch ein zusätzlicher Kode aus der Gruppe 5-98a.0 kodiert werden.

OPS:

8-837.0	Angioplastie (Ballon) Inkl.: Bypassgefäß
.00	Eine Koronararterie
.01	Mehrere Koronararterien
8-837.1	Laser-Angioplastie Inkl.: Bypassgefäß
.10	Eine Koronararterie
.11	Mehrere Koronararterien
8-837.2	Atherektomie Inkl.: Bypassgefäß
.20	Eine Koronararterie
.21	Mehrere Koronararterien
8-837.4	Fremdkörperentfernung Hinw.: Die Verwendung eines Mikrodrahtretriever- oder Stentretriever-Systems ist gesondert zu kodieren (8-83b.8)
8-837.5	Rotationsatherektomie Inkl.: Bypassgefäß
.50	Eine Koronararterie
.51	Mehrere Koronararterien
8-837.6	Selektive Thrombolyse Inkl.: Bypassgefäß
.60	Eine Koronararterie
.61	Mehrere Koronararterien
8-837.7	Selektive Embolisation
.70	Mit Flüssigkeiten
.71	Mit Partikeln oder Metallspiralen
.72	Mit ablösbaren Ballons
.73	Mit Schirmen
.7x	Sonstige
8-837.8	Einlegen einer Prothese
8-837.9	Verschluss einer Koronarfistel
8-837.a	Ballonvalvuloplastie (Ballonvalvulotomie)
.a0	Aortenklappe

.a1 Mitralklappe
.a2 Pulmonalklappe
.a3 Trikuspidalklappe
.a4 Künstliche Herzklappe
.ax Sonstige
8-837.b Herstellung eines Septumdefekts
.b0 Vorhofseptum
.b1 Ventrikelseptum
8-837.c Vergrößerung eines Septumdefektes
.c0 Vorhofseptum
.c1 Ventrikelseptum
8-837.d Verschluss eines Septumdefekts
.d0 Vorhofseptum
.d1 Ventrikelseptum
8-837.e Perkutane transmyokardiale Laservaskularisation (PMR)
8-837.f Dilatation des rechtsventrikulären Ausflusstraktes
8-837.g Dilatation des linksventrikulären Ausflusstraktes
8-837.h Einlegen eines Stents in den rechtsventrikulären Ausflusstrakt
8-837.j Eröffnung und Erweiterung einer geschlossenen Herzklappe
8-837.k- Einlegen von nicht medikamentenfreisetzenden Stents
8-837.m- Einlegen von medikamentenfreisetzenden Stents
8-837.p Einlegen eines nicht medikamentenfreisetzenden gecoverten Stents (Stent-Graft)
8-837.q Blade-Angioplastie (cutting balloon)
8-837.s- Maßnahmen zur Embolieprotektion am linken Herzohr
.s0 Implantation eines permanenten Embolieprotektionssystems
.s1 Verschluss durch perkutan epikardial eingebrachte Schlinge

8-837.t Thrombektomie aus Koronargefäßen
Hinw.: Die Verwendung eines hydrodynamischen Thrombektomiesystems ist gesondert zu kodieren (8-83b.4)
Die Verwendung eines Mikrodrahtretriever- oder Stentretriever-Systems ist gesondert zu kodieren (8-83b.8)

8-837.u Einlegen eines nicht medikamentenfreisetzenden Bifurkationsstents
Inkl.: OPD-System [Ostium-Protection-Device-System]

8-837.v Einlegen eines medikamentenfreisetzenden Bifurkationsstents
Inkl.: OPD-System [Ostium-Protection-Device-System]
Hinw.: Die Art der medikamentenfreisetzenden Stents oder OPD-Systeme ist gesondert zu kodieren (8-83b.0 ff.)

8-837.w- Einlegen eines beschichteten Stents
Inkl.: Bypassgefäß Antikörperbeschichtete Stents

8-83b Zusatzinformationen zu Materialien:

8-83b.0- Art des medikamentenfreisetzenden Stents oder OPD-Systems

.00 ABT-578-(Zotarolismus-)freisetzend mit Polymer
.01 Biolimus-A9-freisetzend mit Polymer
.03 Paclitaxel-freisetzend ohne Polymer
.05 Paclitaxel-freisetzend mit biologisch abbaubarer Polymerbeschichtung
.06 Paclitaxel-freisetzend mit sonstigem Polymer
.07 Sirolimus-freisetzend ohne Polymer
.08 Sirolimus-freisetzend mit Polymer
.09 Tacrolimus-freisetzend
.0a Pimecrolimus-freisetzend mit biologisch abbaubarer Polymerbeschichtung
.0b Everolimus-freisetzend mit biologisch abbaubarer Polymerbeschichtung
.0c Everolimus-freisetzend mit sonstigem Polymer
.0d Novolimus-freisetzend mit biologisch abbaubarer Polymerbeschichtung

.0e Novolimus-freisetzend mit sonstigem Polymer
.0f Biolimus-A9-freisetzende ohne Polymer
.0x Sonstige
8-83b.1- Art der Partikel zur selektiven Embolisation
.10 Medikamentenbeladene Partikel
.11 Radioaktive Partikel
.12 Nicht sphärische Partikel
.13 Sonstige sphärische Partikel
.1x Sonstige Partikel
8-83b.2- Art der Flüssigkeiten zur selektiven Embolisation
.20 Ethylenvinylalkohol
.21 Flüssige Alkoholkopolymere
.22 Ethylenvinylalkohol-Copolymer
.23 Geliertes Alkoholgel
.2x Sonstige Flüssigkeiten
8-83b.3- Art der Metallspiralen zur selektiven Embolisation
.30 Hydrogel-beschichtete Metallspiralen, normallang
.31 Sonstige bioaktive Metallspiralen, normallang
.32 Bioaktive Metallspiralen, überlang
.33 Nicht bioaktive Metallspiralen, überlang
.34 Nicht gecoverter großlumiger Gefäßverschlusskörper [Vascular Plug]
.35 Großvolumige Metallspiralen [Volumencoils]
.3a Hybrid-Mikrospiralen
Hinw.: Eine Hybrid-Mikrospirale besteht aus mindestens drei unterschiedlich weichen Segmenten
Hinw.: Volumencoils haben einen Durchmesser von mindestens 0,51 mm
.36 Ablösbare Metall- oder Mikrospiralen
.37 Intraaneurysmaler Verschlusskörper für intrakranielle Aneurysmen
.38 Gecoverter großlumiger Gefäßverschlusskörper [Vascular Plug]
.39 Mikrospiralen aus Hydrogel

8-83b.4 Verwendung eines hydrodynamischen Thrombektomiesystems
Inkl.: Hochdruck-Wasserjet-Katheter zur Thrombektomie

8-83b.5- Verwendung eines Modellier- oder Doppellumenballons
.50 1 Modellierballon
.51 2 oder mehr Modellierballons
.52 1 Doppellumenballon
.53 2 oder mehr Doppellumenballons

8-83b.6- Verwendung eines ablösbaren Ballons
.60 1 ablösbarer Ballon
.61 2 ablösbare Ballons
.62 3 oder mehr ablösbare Ballons

8-83b.7- Verwendung von mehr als einem Mikrokathetersystem
Hinw.: Mikrokathetersysteme bestehen aus Kathetern mit einem Durchmesser von 0,5 bis 1 mm
.70 2 Mikrokathetersysteme
.71 3 Mikrokathetersysteme
.72 4 Mikrokathetersysteme
.73 5 Mikrokathetersysteme
.74 6 Mikrokathetersysteme
.75 7 oder mehr Mikrokathetersysteme

8-83b.8 Verwendung eines Instruments zur Thrombektomie oder Fremdkörperentfernung
.84 1 Stentretriever
.85 2 Stentretriever
.86 3 oder mehr Stentretriever
.8g 1 Disc-Retriever
.8h 2 Disc-Retriever
.8j 3 oder mehr Disc-Retriever

8-83b.9 Einsatz eines Embolieprotektionssystems
Exkl.: Perkutane Einführung eines Vena-cava-Filters (8-839.1)

8-83b.a Verwendung von Rekanalisationssystemen zur perkutanen Passage organisierter Verschlüsse

.a0 System zur Mikro-Dissektion
.a1 Spezielles Nadelsystem zur subintimalen Rekanalisation
.a2 Mechanisches Radiofrequenz-System
.ax Sonstige Drahtsysteme

8-83b.b Art der verwendeten Ballons
.b1 Antikörperbeschichtete Ballons
.b6 Ein medikamentenfreisetzender Ballon an Koronargefäßen
.b7 Zwei medikamentenfreisetzende Ballons an Koronargefäßen
.b8 Drei medikamentenfreisetzende Ballons an Koronargefäßen
.b9 Vier oder mehr medikamentenfreisetzende Ballons an Koronargefäßen
.ba Ein medikamentenfreisetzender Ballon an anderen Gefäßen
.bb Zwei medikamentenfreisetzende Ballons an anderen Gefäßen
.bc Drei medikamentenfreisetzende Ballons an anderen Gefäßen
.bd Vier oder mehr medikamentenfreisetzende Ballons an anderen Gefäßen
.bj Doppelwandiger Ballon [Twin-wall-Ballon] an Koronargefäßen
Hinw.: Ein Twin-wall-Ballon wird in der Super-Hochdruck-Anwendung mit mindestens 32 atm verwendet
.bx Sonstige Ballons

8-83b.c Verwendung eines Gefäßverschlusssystems
Hinw.: Die Verwendung eines Verschlusssystems ist bei diagnostischem oder interventionellem Einsatz eines Katheters gesondert zu kodieren
.c2 Nahtsystem
.c3 Clipsystem
.c4 Polymerdichtung mit äußerer Sperrscheibe

.c5 resorbierbare Plugs ohne Anker
.c6 resorbierbare Plugs mit Anker
8-83b.d Verwendung von flexiblen intrakraniellen Aspirationsmikrokathetersystemen
8-83b.e Art der Beschichtung von Stents
Exkl.: Art der medikamentenfreisetzenden Stents (8-83b.0 ff.)
.e0 Antikörperbeschichtete Stents
.e1 Bioaktive Oberfläche bei gecoverten Stents
.e2 Antikörperbeschichtete Stents mit Freisetzung von antiproliferativen Medikamenten
.ex Sonstige Beschichtung
8-83b.g Verwendung eines Schraubkatheters zur Rekanalisation eines Koronargefäßes
8-83b.h Verwendung eines verstellbaren Doppelballonsystems
8-83b.j Verwendung eines ultraschallgestützten Thrombolysesystems
8-83b.m Art der verwendeten bioresorbierbaren Stents
8-83b.m0 Polymer-basiert
8-83b.m1 Metallisch
8-83b.mx Sonstige
8-83d.0- Einlegen von medikamentenfreisetzenden bioresorbierbaren Stents
Hinw.: Die Art der medikamentenfreisetzenden Stents ist gesondert zu kodieren (8-83b.0 ff.)
8-83d.1- Einlegen von nicht medikamentenfreisetzenden selbstexpandierenden Stents
Exkl.: Einlegen eines nicht medikamentenfreisetzenden Bifurkationsstents (8-837.u)

8-83d.2 Einlegen von medikamentenfreisetzenden selbstexpandierenden Stents
Exkl.: Einlegen eines medikamentenfreisetzenden Bifurkationsstents (8-837.v)
Hinw.: Die Art der medikamentenfreisetzenden Stents ist gesondert zu kodieren (8-83b.0 ff.)

8-83d.5 Implantation eines strömungsreduzierenden Drahtgeflechts in den Koronarsinus

8-83d.6 koronare Lithoplastie
Hinw.: Lithopathie ist eine Kombination aus Stoßwellentherapie und Ballondilatation

8-83d.9 Einführung eines Führungsdrahtes vor Abbruch einer Ballon-Angioplastie
Inkl.: PTCA-Draht
Hinw.: Dieser Kode ist anzuwenden, wenn bei vorzeitigem Abbruch einer Ballon-Angioplastie lediglich die Sondierung eines oder mehrerer Zielgefäße mit einem Führungsdraht erfolgt ist

8-83d.b- Einlegen eines medikamentefreisetzenden adaptierenden Hybrid-Stents

20.5 Beispielfälle PCI-Prozeduren

Grund der Aufnahme	Hauptdiagnose	Nebendiagnose	Prozedur	DRG
Patient kommt zur Ballon-Dilatation und BMS-Stentimplantation eines Bypass-Gefäßes unter Embolie-Protektionsschutz	I25.15		8-837.00, 8-837.k0, 8-83b.9	F58-
Patient kommt zur TASH bei HOCM mittels Ethylenvinylalkohol	I42.1		8-837.70, 8-83b.20	F52-

Grund der Aufnahme	Hauptdiagnose	Nebendiagnose	Prozedur	DRG
Patient kommt mit permanentem VHF zum Einsetzen eines Implantates zum Verschluss des Herzohres	I48.2		8-837.s0	F95A

ICD:

I25.15 Atherosklerotische Herzkrankheit mit stenosierten Bypass-Gefäßen
I42.1 Hypertrophische obstruktive Kardiomyopathie (HOCM)
I48.2 Vorhofflimmern, permanent

OPS:

8-837.00 Angioplastie (Ballon, eine Koronararterie)
8-837.k0 Einlegen eines nicht medikamentenfreisetzenden Stents, ein Stent in eine Koronararterie
8-83b.9 Einsatz eines Embolieprotektionssystems
8-837.70 Selektive Embolisation mit embolisierenden Flüssigkeiten (TASH)
8-83b.20 Art der Flüssigkeiten zur selektiven Embolisation: Ethylenvinylalkohol
8-837.s Implantation eines permanenten Embolieprotektionssystems in das linke Herzohr

DRG:

F58- Perkutane Koronarangioplastie
F52- Perkutane Koronarangioplastie mit komplexer Diagnose
F95A [...] oder Vorhofohrverschluss

20.6 Übersicht Kodierung PCI-DRGs

Folgende Tabelle gibt eine schnelle Übersicht, mit welchen Bedingungen welche PCI-DRG erreicht wird.

	Kardiologische DRGs 2026	Perkutane Interventionen				Bedingungen			
DRG	Bezeichnung	RG	Erlös*	mVWD	uGVWD	Alter	PCCL	Diagnose	Prozedur
F15Z	Perkutane Koronarangioplastie mit komplizierender Konstellation oder komplexer Diagn. u. hochkompl. Intervention od. m. best. Rekanalisationsverf., Alt. < 16 J. od. inv. kardiolog. Diagnostik, m. kompliz. Konst. od. Endokarditis, mehr als 2 Belegungstage	2,88	13.137 €	21,8	6	* / < 16		* / AMI, VTs, Kammerflimmern / -flattern, HOCM, Herzinsuffizienz, Herzstillstand	1 × PCI-Prozedur: z. B. Ballon 8-837.0 + Funktion komplizierende Konstellation I (oder 3 × Stents bei AMI + < 16 J.)
F24A	Perkutane Koronarangioplastie mit komplexer Diagnose und hochkomplexer Intervention oder mit bestimmten Rekanalisationsverfahren, Alter > 15 Jahre, mit äußerst schweren CC	3,19	14,551 €	15,7	4	* / > 15	> 3	AMI, VTs, Kammerflimmern / -flattern, HOCM, Herzinsuffizienz, Herzstillstand	3 × komplexe PCI-Prozeduren: z. B. **3 × DE-Stents**
F52A	Perkutane Koronarangioplastie mit komplexer Diagnose, mit äußerst schweren CC	2,963	13.515,34 €	18,3	5		> 3	AMI, VTs, Kammerflimmern / -flattern, HOCM, Herzinsuffizienz, Herzstillstand	1 × PCI-Prozedur: z. B. Ballon

	Kardiologische DRGs 2026	Perkutane Interventionen				Bedingungen			
DRG	Bezeichnung	RG	Erlös*	mVWD	uGVWD	Alter	PCCL	Diagnose	Prozedur
F56A	Perkutane Koronarangioplastie mit bestimmter hochkomplexer Intervention, mit äußerst schweren CC	2,884	13.154,99€	18,3	4		> 3		3 × komplexe PCI-Prozeduren: z. B. **3 × DE-Stents**
F58A	Perkutane Koronarangioplastie oder bestimmte kardiologische Diagnostik mit Gefäßeingriff, mit äußerst schweren CC	2,251	10.267,64 €	13	3		> 3		1 x PCI-Prozedur: z. B. Ballon
F19B	Andere transluminale Intervention an Herz, Aorta und Lungengefäßen ohne äußerst schwere CC oder Ablation über A. renalis oder komplexe Rekanalisation von Koronargefäßen	1,661	7.576,44 €	4,4	1	> 17			1 × PCI-Prozedur: z. B. Ballon + Valvuloplastie oder Thrombaspiration
F24B	Perkutane Koronarangioplastie mit komplexer Diagnose und hochkomplexer Intervention oder mit bestimmten Rekanalisationsverfahren, Alter > 15 Jahre, ohne äußerst schwere CC	1,41	6.431,53 €	5,5	1	k.A. / > 15		AMI, VTs, Kammerflimmern / -flattern, HOCM, Herzinsuffizienz, Herzstillstand	3 x komplexe PCI-Prozeduren: z. B. **3 x DE-Stents**

	Kardiologische DRGs 2026	Perkutane Interventionen				Bedingungen			
DRG	Bezeichnung	RG	Erlös*	mVWD	uGVWD	Alter	PCCL	Diagnose	Prozedur
F52B	Perkutane Koronarangioplastie mit komplexer Diagnose, ohne äußerst schwere CC oder mit intrakoronarer Brachytherapie oder bestimmte Intervention	1,052	4.798,56 €	5	1			AMI, VTs, Kammerflimmern / -flattern, HOCM, Herzinsuffizienz, Herzstillstand	1 × PCI-Prozedur: z. B. Ballon
F56B	Perkutane Koronarangioplastie mit hochkomplexer Intervention, ohne bestimmte hochkomplexe Intervention oder ohne äußerst schwere CC oder Kryoplastie oder koronare Lithoplastie	1,222	5.573,99 €	4,7	1				3 × komplexe PCI-Prozeduren: z. B. **3 × DE-Stents**
F58B	Perkutane Koronarangioplastie oder bestimmte kardiologische Diagnostik mit Gefäßeingriff, ohne äußerst schwere CC	0,898	4.096,11€	4,3	1				1 × PCI-Prozedur: z. B. Ballon

* in Euro, bei einem Landesbasisfallwert von 4.561,37 €
RG Relativgewicht
mVWD mittlere Verweildauer
uGVWD erster Tag mit Abschlag bei unterer Grenzverweildauer
PCCL Grad der Schwere der Nebendiagnosen

21 Stentimplantation und medikamentenfreisetzender Ballon

Jeder implantierte Stent wird gemäß P005 grundsätzlich verschlüsselt. Zusätzlich hat die SEG-4 in ihrer Kodierempfehlung 354 angegeben, dass auch nicht platzierbare Stents mitgezählt werden. Darauf wird im Kapitel 26 (unterbrochene Prozeduren/Operationen) genauer eingegangen.

Seit 2009 ist die Zählweise bei mehrzeitigen Eingriffen definiert: Stents unterschiedlicher Sitzungen werden nicht zu einer Gesamtanzahl aufsummiert, sondern *„die Prozedurenkodierung soll, wo es möglich ist, den Aufwand widerspiegeln, und daher sind allgemein multiple Prozeduren so oft zu kodieren, wie sie während der Behandlungsphase durchgeführt wurden"*. [DKR P005].

Der Gebrauch des „sonstigen" Schlüssels .KX oder .MX sollte vermieden werden, da es keinen vorstellbaren Grund zum Gebrauch dieser Schlüssel gibt. Zum einen sollte die Anzahl der implantierten Stents der kodierenden Person immer bekannt sein, zum anderen können alle vorhandenen Stenttypen auch spezifisch verschlüsselt werden.

21.1 Stenttypen

Als kardiale Stents stehen neben dem nicht medikamentenfreisetzenden (oder „bare-metal", BMS) Stent, dem medikamentenfreisetzenden (oder „drug-eluting", DES) Stent und dem OPD-Stentsystem noch der beschichtete Stent, der Bifurkationsstent und der gecoverte Stent (Stent-Graft) zur Verfügung. 2013 kam der medikamentenfreisetzende bioresorbierbare Stent (8-83d.0), 2014 die selbstexpandierenden medikamentenfreisetzenden (8-83d.2) und nicht medikamentenfreisetzenden (8-83d.1) Stents und 2025 die medikamentenfreisetzenden adaptierenden Hybrid-Stents (8-83d.b) hinzu. Für diese Stents stehen unterschiedliche OPS zur Verfügung, die sich hinsichtlich Detailschärfe unterscheiden. Während bei den BMS, DES, beschichteten und Hybrid-Stents die Anzahl der implantierten Stents über den OPS erfasst wird, muss man beim gecoverten oder Bifurkationsstent für jeden einzelnen korrekt implantierten Stent einen eigenen Prozedurenschlüssel angeben. OPD werden dabei seit 2014 über die „Bifurkationsstents" erfasst. Die jeweiligen Wirkstoffe der DES bzw. beschichteten Stents werden über Zusatz-OPS (8-83b.0* bzw. 8-83b.e*) verschlüsselt, die Art des verwendeten bioresorbierbaren Stents über die Zusatz-OPS 8-83b.m*.

Seit 2014 definiert sich die „hochkomplexe" Intervention über mindestens 3 medikamentenfreisetzende Stents oder einen Bifurkationsstent. Der radioaktive Koronarstent wurde bereits 2008 ersatzlos gestrichen.

OPS:

8-837.k Einlegen eines nicht medikamentenfreisetzenden Stents
- .k3 2 Stents in eine Koronararterie
- .k4 2 Stents in mehrere Koronararterien
- .k5 3 Stents in eine Koronararterie
- .k6 3 Stents in mehrere Koronararterien
- .k7 4 Stents in eine Koronararterie
- .k8 4 Stents in mehrere Koronararterien
- .k9 5 Stents in eine Koronararterie
- .ka 5 Stents in mehrere Koronararterien
- .kb mindestens 6 Stents in eine Koronararterie
- .kc mindestens 6 Stents in mehrere Koronararterien
- .kx Sonstige

8-837.m Einlegen eines medikamentenfreisetzenden Stents
- .m0 ein Stent in eine Koronararterie
- .m1 2 Stents in eine Koronararterie
- .m2 2 Stents in mehrere Koronararterien
- .m3 3 Stents in eine Koronararterie
- .m4 3 Stents in mehrere Koronararterien
- .m5 4 Stents in eine Koronararterie

.m6 4 Stents in mehrere Koronararterien
.m7 5 Stents in eine Koronararterie
.m8 5 Stents in mehrere Koronararterien
.m9 Mindestens 6 Stents in eine Koronararterie
.ma Mindestens 6 Stents in mehrere Koronararterien
.mx Sonstige

8-837.p Einlegen eines nicht medikamentenfreisetzenden gecoverten Stents (Stent-Graft)

8-837.u Einlegen eines nicht medikamentenfreisetzenden Bifurkationsstents

8-837.v Einlegen eines medikamentenfreisetzenden Bifurkationsstents

8-837.w Einlegen eines beschichteten Stents
.w0 Ein Stent in eine Koronararterie
.w1 2 Stents in eine Koronararterie
.w2 2 Stents in mehrere Koronararterien
.w3 3 Stents in eine Koronararterie
.w4 3 Stents in mehrere Koronararterien
.w5 4 Stents in eine Koronararterie
.w6 4 Stents in mehrere Koronararterien
.w7 5 Stents in eine Koronararterie
.w8 5 Stents in mehrere Koronararterien
.w9 Mindestens 6 Stents in eine Koronararterie
.wa Mindestens 6 Stents in mehrere Koronararterien
.wx Sonstige

8-83d.0 Einlegen eines medikamentenfreisetzenden bioresorbierbaren Stents
Inkl.: Bypassgefäß
Hinw.: Die Art der medikamentenfreisetzenden Stents ist gesondert zu kodieren (8-83b.0 ff.)
.00 Ein bioresorbierbarer Stent in eine Koronararterien
.01 Mindestens 2 bioresorbierbare Stents in eine Koronararterien
.02 Mindestens 2 bioresorbierbare Stents in mehrere Koronararterien

.03 Mindestens 3 bioresorbierbare Stents in eine Koronararterien
.04 Mindestens 3 bioresorbierbare Stents in mehrere Koronararterien
.05 Mindestens 4 bioresorbierbare Stents in eine Koronararterien
.06 Mindestens 4 bioresorbierbare Stents in mehrere Koronararterien
.07 Mindestens 5 bioresorbierbare Stents in eine Koronararterien
.08 Mindestens 5 bioresorbierbare Stents in mehrere Koronararterien
.09 Mindestens 6 bioresorbierbare Stents in eine Koronararterien
.0a Mindestens 6 bioresorbierbare Stents in mehrere Koronararterien

8-83d.1 Einlegen eines nicht medikamentenfreisetzenden selbstexpandierenden Stents
Inkl.: Bypassgefäß
Exkl.: Einlegen eines nicht medikamentenfreisetzenden Bifurkationsstents (8-837.u)
.10 Ein selbstexpandierender Stent in eine Koronararterie
.11 2 selbstexpandierende Stents in eine Koronararterie
.12 2 selbstexpandierende Stents in mehrere Koronararterien
.13 3 selbstexpandierende Stents in eine Koronararterie
.14 3 selbstexpandierende Stents in mehrere Koronararterien
.15 4 selbstexpandierende Stents in eine Koronararterie
.16 4 selbstexpandierende Stents in mehrere Koronararterien
.17 5 selbstexpandierende Stents in eine Koronararterie
.18 5 selbstexpandierende Stents in mehrere Koronararterien
.19 Mindestens 6 selbstexpandierende Stents in eine Koronararterie

.1a Mindestens 6 selbstexpandierende Stents in mehrere Koronararterien

8-83d.2 Einlegen eines medikamentenfreisetzenden selbstexpandierenden Stents
Inkl.: Bypassgefäß
Exkl.: Einlegen eines medikamentenfreisetzenden Bifurkationsstents (8-837.v)
Hinw.: Die Art der medikamentenfreisetzenden Stents ist gesondert zu kodieren (8-83b.0 ff.)

.20 Ein selbstexpandierender Stent in eine Koronararterie

.21 2 selbstexpandierende Stents in eine Koronararterie

.22 2 selbstexpandierende Stents in mehrere Koronararterien

.23 3 selbstexpandierende Stents in eine Koronararterie

.24 3 selbstexpandierende Stents in mehrere Koronararterien

.25 4 selbstexpandierende Stents in eine Koronararterie

.26 4 selbstexpandierende Stents in mehrere Koronararterien

.27 5 selbstexpandierende Stents in eine Koronararterie

.28 5 selbstexpandierende Stents in mehrere Koronararterien

.29 Mindestens 6 selbstexpandierende Stents in eine Koronararterie

.2a Mindestens 6 selbstexpandierende Stents in mehrere Koronararterien

8-83d.b- Einlegen eines medikamentefreisetzenden adaptierenden Hybrid-Stents
Hinw.: Adaptierende Hybrid-Stents weisen bioresorbierbare Kopplungselemente auf, die eine Beweglichkeit des metallischen Stentgeflechts ermöglichen
Die Art der medikamentefreisetzenden Stents ist zusätzlich zu kodieren (8-83b.0 ff.)

.b0 Ein adaptierender Hybrid-Stent in eine Koronararterie

.b1 2 adaptierende Hybrid-Stents in eine Koronararterie

.b2 2 adaptierende Hybrid-Stents in mehrere Koronararterien

.b3 3 adaptierende Hybrid-Stents in eine Koronararterie

.b4 3 adaptierende Hybrid-Stents in mehrere Koronararterien
.b5 4 adaptierende Hybrid-Stents in eine Koronararterie
.b6 4 adaptierende Hybrid-Stents in mehrere Koronararterien
.b7 5 adaptierende Hybrid-Stents in eine Koronararterie
.b8 5 adaptierende Hybrid-Stents in mehrere Koronararterien
.b9 Mindestens 6 adaptierende Hybrid-Stents in eine Koronararterie
.ba Mindestens 6 adaptierende Hybrid-Stents in mehrere Koronararterien

21.2 Wirkstoff und Grundgerüst der Stents

Durch das BfArM-FAQ OPS-8037 wurde der Unterschied zwischen einem Metallstent mit biologisch abbaubarem Polymer und einem bioresorbierbaren Stent/Scaffold klargestellt. Gleiches regelt seit 2015 der Hinweis zur 8-83d.0 (bioresorbierbare Scaffolds). Bei beiden Stenttypen wird stets zusätzlich zu der Anzahl der Stents auch der Wirkstoff kodiert. Der Zusatz-Kode aus der Gruppe 8-83b.0- wird dazu entsprechend dem Hinweis der 8-83b.0- pro implantiertem Stent angegeben, also auch mehrmals in einem Fall. Diese Kodierung ist auch 2025 nicht splitrelevant, jedoch wird es am Ende des Jahres möglich sein, Statistiken über die Anzahl der verwendeten Stents für jedes Haus zu ermitteln. Das 2009 eingeführte bewertete ZE (ZE 101) wurde 2026 im Zuge der Hybridisierung der Kardiologie gestrichen. Ansonsten wird seit 2018 die Art der verwendeten bioresorbierbaren Stents zwischen Polymerbasierten und metallischen Stents unterschieden.

8-83b.0- Art der medikamentenfreisetzenden Stents oder OPD-Systeme
.00 ABT-578-(Zotarolimus-)freisetzend mit Polymer
.01 Biolimus-A9-freisetzend mit Polymer
.03 Paclitaxel-freisetzend ohne Polymer

.05 Paclitaxel-freisetzend mit biologisch abbaubarer Polymerbeschichtung
.06 Paclitaxel-freisetzend mit sonstigem Polymer
.07 Sirolimus-freisetzend ohne Polymer
.08 Sirolimus-freisetzend mit Polymer
.09 Tacrolimus-freisetzend
.0a Pimecrolimus-freisetzend mit biologisch abbaubarer Polymerbeschichtung
.0b Everolimus-freisetzend mit biologisch abbaubarer Polymerbeschichtung
.0c Everolimus-freisetzend mit sonstigem Polymer
.0d Novolimus-freisetzend mit biologisch abbaubarer Polymerbeschichtung
.0e Novolimus-freisetzend mit sonstigem Polymer
.0f Biolimus-A9-freisetzende ohne Polymer
.0x Sonstige
8-83b.m Art der verwendeten bioresorbierbaren Stents
8-83b.m0 Polymer-basiert
8-83b.m1 Metallisch
8-83b.mx Sonstige

Eine Übersicht über häufige in Deutschland verwendete Stenttypen gibt diese Tabelle wieder:

Stentname	Schlüssel	Wirkstoff und Polymer
Absorb	.0c	Everolimus – bioresorbierbares Gefäßgerüst
Achieve	.03	Paclitaxel ohne Polymer
Axxion	.03	Paclitaxel ohne Polymer
BioMatrix (Flex)	.01	Biolimus-A9 mit Polymer *
Coroflex Please	.06	Paclitaxel-freisetzende Stents mit sonstigem Polymer
CoStar	.05	Paclitaxel mit biologisch abbaubarem Polymer
Cypher (Select)	.08	Sirolimus mit Polymer
DESolve	.0e	Novolimus – boiresorbierbares Gefäßgerüst (PLLA-basiert)

Stentname	Schlüssel	Wirkstoff und Polymer
Endeavor (Sprint)	.00	ABT 578 (Zotarolimus) mit Polymer
Janus	.09	Tacrolimus
Nevo	.08	Sirolimus mit Polymer
Nobori	.01	Biolimus-A9 mit Polymer
Orsiro	.08	Sirolimus mit Polymer
Pico Elite	.06	Paclitaxel mit sonstigem Polymer
PROMUS (Element)	.0c	Everolimus
Resolute (Integrity)	.00	Zotarolimus mit Polymer
Synergy	.0b	Everolimus mit biologisch abbaubaren Polymer (PLGA)
Stentys	.06	Paclitaxel mit sonstigem Polymer
TAXUS (Nir/ Express/ Element/ Liberte)	.04	Paclitaxel mit SIBS
XIENCE (V/nano/ PRIME)	.0c	Everolimus
Yukon (Chrome/ choice 4)	.07	Sirolimus ohne Polymer

* genau genommen ist BioMatrix ein Biolimus-freisetzender Stent mit biologisch abbaubarem Polymer. Da diese Besonderheit bislang nur für Pimecrolimus im Schlüssel berücksichtigt wird, muss behelfsweise über die 8-83b.01 verschlüsselt werden.

21.3 Medikamentenfreisetzender Ballon

Der koronare DE-Ballon ist ein bepreistes ZE (ZE136). Für den DE-Ballon wird die 8-83b.b- verwandt und die Anzahl von bis zu 4 Ballons an 6. Stelle angegeben.

Das bedeutet für die Kodierung:

8-83b.b*	Art des verwendeten Ballons
.b6	Ein medikamentenfreisetzender Ballon an Koronargefäßen
.b7	Zwei medikamentenfreisetzende Ballons an Koronargefäßen

.b8	Drei medikamentenfreisetzende Ballons an Koronargefäßen
.b9	Vier und mehr medikamentenfreisetzende Ballons an Koronargefäßen

21.4 Stents in der Anamnese

Will man das Vorliegen eines schon implantierten Stents dokumentieren, so wird dieser gemäß DKR 0901 mittels Z95.5 verschlüsselt. Eine Beeinflussung des Patientenmanagements als Voraussetzung zur Kodierung einer Nebendiagnose muss dabei aber erfüllt und dokumentiert sein [DKR 0901].

ICD:

Z95.5	Vorhandensein eines Implantates oder Transplantates nach koronarer Gefäßplastik

21.5 Stentverschlussprophylaxe

Die nach Stent-Implantation notwendige Verschlussprophylaxe wird mittels eines Z-Kodes dokumentiert; der Gebrauch des Kodes darf aber erst während des ersten stationären Aufenthaltes nach der Stentimplantation erfolgen. Die Erstgabe selbst kann nicht mittels des Kodes für die Dauertherapie verschlüsselt werden.

Kommt es zu Blutungen unter Antikoagulanzien, wird dies mit D68.3- zusätzlich zur eigentlichen Blutung verschlüsselt [MD KDE-23, 114, 274 FoKA Z-002].

Eine behandlungsrelevante Clopidogrel- oder Aspirin-Resistenz kann mangels spezifischer Kodes nur mittels des Resteschlüssels D68.8 verschlüsselt werden.

ICD:

Z92.1	Dauertherapie (gegenwärtig) mit Antikoagulanzien in der Eigenanamnese
Z92.2	Dauertherapie (gegenwärtig) mit anderen Arzneimitteln in der Eigenanamnese (z. B. Aspirin)
D68.3-	Hämorrhagische Diathese durch Antikoagulanzien und Antikörper
D68.8	Sonstige Koagulopathie: Clopidogrel-/Aspirin-Resistenz

21.6 Stentverschluss

Der akute Stentverschluss sollte mittels seiner Ausprägung kodiert werden, also z. B. einem akuten Myokardinfarkt, da diese Kodierung immer spezifischer als ein Komplikationskode aus dem T-Bereich ist. Erst wenn kein Symptom oder sonstige Ausprägung des Stentverschlusses vorliegt, kann man diesen mittels T82.8 verschlüsseln. Eine KHK durch einen nicht akut stenosierten Stent lässt sich seit 2007 auch kodieren.

T82.8	Sonstige näher bezeichnete Komplikationen durch Prothesen, Implantate oder Transplantate im Herzen und in den Gefäßen
I25.16	Atherosklerotische Herzkrankheit mit stenosierten Stents

21.7 Beispielfälle Stentimplantation

Grund der Aufnahme	Hauptdiagnose	Nebendiagnose	Prozedur	DRG
Implantation von 2 bare-metal-Stents während einer Sitzung in eine Koronararterie	I25.1-		8-837.k3	F58-

Grund der Aufnahme	Haupt-diagnose	Neben-diagnose	Prozedur	DRG
Implantation von 2 bare-metal-Stents während zweier Sitzungen in zwei Koronararterien während eines stationären Falles	I25.1-		8-837.k0, 8-837.k0	F58-
Implantation von 2 Stent-Grafts in einer Sitzung	I25.1-		8-837.p, 8-837.p	F58-
Akuter Stentverschluss mit Myokardischämie (pos. Troponin)	I21.-	Z95.5 T82.8		F60-

ICD:

I25.1- Atherosklerotische Herzkrankheit

I21.- Akuter Myokardinfarkt

T82.8 Sonstige näher bezeichnete Komplikationen durch Prothesen, Implantate oder Transplantate im Herzen und in den Gefäßen

OPS:

8-837.k0 Einlegen eines nicht medikamentenfreisetzenden Stents: ein Stent in eine Koronararterie

8-837.k3 Einlegen eines nicht medikamentenfreisetzenden Stents, 2 Stents in eine Koronararterie

8-837.p Perkutan-transluminale Gefäßintervention an Herz und Koronargefäßen, Einlegen eines nicht medikamentenfreisetzenden gecoverten Stents (Stent-Graft)

DRG:

F58- Perkutane Koronarangioplastie

F60- Akuter Myokardinfarkt ohne invasive kardiologische Diagnostik

22 Elektrophysiologische Untersuchungen

Die elektrophysiologischen Untersuchungen (EPU) unterteilen sich grundsätzlich in zwei Gruppen: die kathetergestützten (1-265.-) und die nicht kathetergestützten (1-266.-) EPUs.

22.1 Kathetergestützte EPU

Als Besonderheit innerhalb der OPS-Klassifikation richtet sich die Auswahl der kathetergestützten EPU-Prozeduren nach der mittels ICD-10-Kode verschlüsselten Diagnose. 2013 wurde der Hinweis dahin gekürzt, dass die Kodierung entsprechend deutschen und internationalen Leitlinien anhand der vorliegenden Diagnose erfolgt. Die Beschränkung auf einen Kode pro stationären Aufenthalt wurde entfernt.

Die in der Tabelle zu den jeweiligen OPS aufgeführten ICD-Kodes stellen nur häufig benutzte Vorschläge dar und sind in keinem Fall abschließend zu sehen:

OPS	kathetergestützte EPU	ICD
1-265.0	Störung der Sinusknotenfunktion	I49.5 Sick-Sinus-Syndrom
1-265.1	Störung der AV-Überleitung	I45.8 AV-Leitungsstörung
		I45.6 anomale AV-Erregungsleitung
		I45.6 beschleunigte AV-Erregungsleitung
		I45.6 akzessorische AV-Erregungsleitung
1-265.3	intraventrikulärer Leitungsstörung	I45.4 anomale intraventrikl. Erregungsausbreitung
		I45.6 anomale intraventrikuläre Erregungsleitung

OPS	kathetergestützte EPU	ICD
1-265.4	bei Tachykardien mit schmalem QRS	I47.1 supraventrikuläre Tachykardie
1-265.5	bei WPW-Syndrom [MD 272]	I45.6 WPW-Syndrom
1-265.6	bei Tachykardien mit breitem QRS	I47.2 ventrikuläre Tachykardie
1-265.7	bei nicht anhaltenden Kammertachykardien und/oder ventrikl. Extrasystolen	I47.2 nicht anhaltende ventrikuläre Tachykardie
		I49.3 Ventrikuläre Extrasystolen
1-265.8	bei Synkopen unklarer Genese	R55 Synkope und Kollaps
1-265.9	bei Z. n. Herz-Kreislauf-Stillstand	I46.0 Herzstillstand mit erfolgreicher Reanimation
1-265.a	nach kurativer Therapie eines angeborenen Herzfehlers	
1-265.b	nach palliativer Therapie eines angeborenen Herzfehlers	
1-265.d	bei Z. n. Herztransplantation	Z94.1 Z. n. Herztransplantation (nicht als HD!)
1-265.e	bei Vorhofflimmern	I48.0-.2 (Vorhofflimmern)
1-265.f	bei Vorhofflattern	I48.3-.4 (Vorhofflattern)
1-265.x	bei sonstiger Diagnose	

22.2 Nicht kathetergestützte EPU

Die Kodierung der nicht kathetergestützten EPU ist deutlich einfacher: Hier wird nur die Indikation zur Durchführung unterschieden. Die EPU bei einem implantierten Aggregat schließt dessen Programmierung der Flüssigkeitsschwelle und Messung des Lungenwassers ein, sowie die Induktion von Vorhofflimmern zur

Testung eines Schrittmachers und die Bestimmung der Defibrillationsschwelle eines ICDs.

OPS:

1-266.- nicht kathetergestützte EPU
1-266.0 bei implantiertem Schrittmacher
1-266.1 bei implantiertem Kardioverter/Defibrillator (ICD)
1-266.2 Kipptisch-Untersuchung zur Abklärung von Synkopen
1-266.3 Medikamentöser Provokationstest (zur Erkennung von Arrhythmien)

22.3 Beispielfälle EPU

Grund der Aufnahme	Hauptdiagnose	Nebendiagnose	Prozedur	DRG
Synkope unklarer Genese mit kathetergestützter EPU und Kipptisch-Untersuchung	R55		1-265.8, 1-266.2	F49-
Ajmalin-Provokationstest	R00.2		1-266.3	F74Z

ICD:

R55 Synkope und Kollaps
R00.2 Palpitationen

OPS:

1-265.8 kathetergestützte EPU bei Synkopen unklarer Genese
1-266.2 Kipptisch-Untersuchung zur Abklärung von Synkopen
1-266.3 Medikamentöser Provokationstest (zur Erkennung von Arrhythmien)

DRG:

F49-	Invasive kardiologische Diagnostik außer bei akutem Myokardinfarkt
F74Z	Thoraxschmerz und sonstige und nicht näher bezeichnete Krankheiten des Kreislaufsystems

23 Mapping und Ablationen

Alle Ablationen groupieren in die F50. Splitrelevant sind neben spezfischen Ablationsformen an ausgwählten Stellen die transseptale Punktion, ein 3D-Mappingverfahren und die ggf. gleichzeitige Implantation eines Event-Rekorders – sowie die Durchführung bei Kindern (< 16 Jahre) oder bei bestimmten angeborenen Herzfehlern.

23.1 Kardiales Mapping

Die Prozeduren des Mappings richten sich ausschließlich nach dem Ort der Durchführung, bei ausgedehntem Mapping können mehrere Kodes gleichzeitig kodiert werden.

OPS:

1-268.0 Rechter Vorhof
1-268.1 Linker Vorhof
1-268.2 Gemeinsamer Vorhof
1-268.3 Rechter Ventrikel
1-268.4 Linker Ventrikel
1-268.5 funktionell/morphologisch univentrikuläres Herz

23.2 Ablationen

2018 wurden die OPS für Ablationen komplett überarbeitet. Allgemein befinden sich die Ablationskodes (8-835.--) im Kapitel der Maßnahmen für den Blutkreislauf, durch die eingeschobene Gruppe der perkutan-transluminalen Gefäßinterventionen getrennt von den PCI-Kodes. Innerhalb der 8-835 gibt es nun Schlüssel für das Verfahren und eine größere Zahl von Zusatzkodes, um bestimmte Merkmale hervorzuheben. Die Hinweise der 8-835 regeln explizit, dass folgende Prozeduren stets über einen Zusatzkode erfasst werden:

- kathetergestützte elektrophysiologische Untersuchung des Herzens (1-265)
- transseptale Punktion des Herzens (1-274)
- Die Anwendung eines Navigationssystems (8-990)
- perkutaner epikardialer Zugang (8-835.f)

Ansonsten werden Methode und Zusatzmerkmale über die fünfte Stelle kodiert und an sechster Stelle die Lokalisation. Ein möglicher perkutaner epikardialer Zugang für eine Ablation wird über die 8-835.f verschlüsselt. Bezüglich Lokalisation kann seit 2013 die isolierte Pulmonalvenenablation (vs. PVI & linker Vorhof) gesondert angegeben werden. Die Frage der Zugehörigkeit eines Verfahrens zu den 3D-Mappingverfahren ist durch das BfArM im FAQ OPS-8030 geklärt worden:

Zitat: *„Unter den ‚dreidimensionalen Mappingverfahren' in den OPS-Kodes 8-835.8 und 8-835.j werden dreidimensionale, elektroanatomische Mappingverfahren verstanden.*

Das bedeutet, dass diese Systeme sowohl eine 3D-anatomische Darstellung als auch eine 3D-Darstellung der elektrischen Aktivierung (z. B. Aktivierungsmaps, Voltage Maps, Impedence Maps, Contact Force Maps, CFAE-Maps) erlauben und diese Darstellungen aufeinander abbilden. Dies ist z. B. bei den jeweils als Inklusiva der Kodes aufgeführten Systemen der Fall.

Bei Mappingverfahren, die lediglich zur anatomischen Orientierung im Raum dienen und nicht über die oben beschriebenen Möglichkeiten der 3D-Darstellung der elektrischen Aktivierung verfügen, handelt es sich nicht um elektroanatomische Mappingverfahren und somit nicht um dreidimensionale Mappingverfahren im Sinne der OPS-Kodes 8-835.8 bzw. 8-835.j."

OPS-Methode:

8-835.2- Konventionelle Radiofrequenzablation
8-835.3- Gekühlte Radiofrequenzablation

8-835.4- Ablation mit anderen Energiequellen: z. B. Ultraschall, Mikrowelle, Laser
8-835.a- Kryoablation
8-835.b- Bipolare phasenverschobene Radiofrequenzablation
8-835.k- Irreversible Elektroporation

Lokalisation:

8-835.-0 Rechter Vorhof, inkl. Hohlvenen/Vena cava und Koronarsinus
8-835.-1 AV-Knoten
8-835.-2 Rechter Ventrikel
8-835.-3 Linker Vorhof
(Hinw.: Dieser Kode ist auch für die Ablation an den Pulmonalvenen mit weiteren punktförmigen oder linearen Ablationen im Bereich des Septums und/oder des übrigen linken Vorhofes zu verwenden)
8-835.-4 Linker Ventrikel
8-835.-5 Pulmonalvenen
(Hinw.: Mit diesem Kode ist die isolierte Ablation an den Pulmonalvenen zu verschlüsseln)

Zusatzmerkmale:

8-835.8 Ablation mit Hilfe dreidimensionaler Mappingverfahren, elektroanatomischer
Inkl.: CARTO-System, EnSite Array, EnSite NavX, EPLogix, Rhythmia
8-835.9 Konventionelle Radiofrequenzablation mit Drahtgeflechtkatheter an den Pulmonalvenen (MESH-Radiofrequenzablation)
8-835.e Anwendung einer endovaskulären endoskopischen Steuerung
.e0 Durch Endoskopie, endovaskulär
.e1 Durch Magnetresonanztomographie
8-835.f Perkutaner epikardialer Zugang für eine Ablation
8-835.g Anwendung rotordetektierender, elektroanatomischer Mappingverfahren

8-835.h	Messung des Anpressdrucks
8-835.j	Anwendung hochauflösender, multipolarer, dreidimensionaler, elektroanatomischer Kontaktmappingverfahren Inkl.: IntellaMap Orion, PentaRay, Ensite HD Grid
8-990	Anwendung eines Navigationssystems Inkl.: Remote Navigation

23.3 Ablations-DRGs

Der Gruppierungsalgorithmus der Ablations-DRG F50- ist 3-stufig und lautet wie folgt: Eine beliebige Ablation bedingt zunächst die DRG F50C. Eine Ablation unter Anwendung von 3D-Mappingverfahren im rechten Vorhof, rechten oder linken Ventrikel oder aber eine „einfache" Pulmonalvenenisolation jedweder Energiequelle, bestimmte linksatriale Ablationen und eine linksventrikuläre gekühlte Radiofrequenzablation mit transseptaler Punktion führen in die F50B. Die F50A erreicht man 2026 im nicht pädiatrischen Bereich auf fünf Wegen: durch die Kombination einer transseptalen Punktion mit entweder einer Kryoablation im linken Vorhof/Ventrikel/Pulmonalvenen oder einer konventionellen, bipolar/phasenverschobenen Ablation im linken Ventrikel unter Anwendung eines 3D-Mappingverfahrens, durch die zusätzliche Anwendung eines 3D-Mappingverfahrens bei bestimmten Ablationsformen im linken Vorhof, Ventrikel oder an den Pulmonalvenen, durch eine Ablation bei bestimmten angeb. Herzfehlern und durch die zusätzliche Implantation eines Ereignisrekorders.

Die allgemein splitrelevanten transseptalen Linksherz-Katheteruntersuchungen sind die OPS 1-274.0 bis 1-274.4 und die allgemein splitrelevanten 3D-Mappingverfahren sind nur solche, welche über die OPS 8-835.8 oder 8-835.j erfasst werden. Spezifisch für die F50A relevant sind noch die 5-377.8 (Implantation eines Ereignisrekorders).

23.4 Beispielfälle Ablationen

Grund der Aufnahme	Haupt-diagnose	Neben-diagnose	Prozedur	DRG
Kryo-Ablation linker Vorhof			8-835.a3	F50B
Ablation mit Hilfe dreidimensionaler, elektroanatomischer Mappingverfahren bei Tachyarrhythmie, rechter Ventrikel			8-835.22 8-835.8	F50B
Konventionelle Radiofrequenzablation rechter Vorhof mit kathetergestützter EPU bei Z. n. HTX		Z94.1	8-835.20 1-265.d	F50C

ICD:

Z94.1 Z. n. Herztransplantation

OPS:

8-835.a3 Ablative Maßnahmen bei Tachyarrhythmie: Kryoablation: Linker Vorhof

8-835.8 Ablative Maßnahmen bei Herzrhythmusstörungen: Anwendung dreidimensionaler, elektroanatomischer Mappingverfahren

8-835.20 konventionelle Radiofrequenzablation rechter Vorhof

8-835.22 konventionelle Radiofrequenzablation rechter Ventrikel

1-265.d kathetergestützte EPU bei Z. n. Herztranplantation

DRG:

F50C	Ablative Maßnahmen bei Herzrhythmusstörungen ohne hochkomplexe Ablation im linken Vorhof, Ventrikel oder Pulmonalvenen, ohne Implantation eines Ereignisrekorders, best. angeb. Herzfehler, ohne komplexe Ablation, Alter > 15 Jahre
F50B	Ablative Maßnahmen bei Herzrhythmusstörungen ohne hochkomplexe Ablation im linken Vorhof, Ventrikel oder Pulmonalvenen, ohne Implantation eines Ereignisrekorders, ohne best. angeb. Herzfehler, mit komplexer Ablation, Alter > 17 Jahre

23.5 Übersicht Kodierung Elektrophysiologie-DRGs

Folgende Tabelle gibt eine schnelle Übersicht, mit welchen Bedingungen welche Ablations-DRG erreicht wird.

	Kardiologische DRGs 2026	Elektrophysiologie				Bedingungen					
DRG	Bezeichnung	RG	Erlös*	mVWD	uGV-WD	Alter < 16 Jahre	transseptal	3D-Mapping	sonst. Abl.	Eventrekorder	Prozedur
F50A	Ablative Maßnahmen bei Herzrhythmusstörungen mit hochkomplexer Ablation im linken Vorhof, Ventrikel oder Pulmonalvenen oder Implantation eines Ereignisrekorders oder Alter < 16 Jahre oder best. angeb. Herzfehler oder mit kompl. Ablation, Alter < 18 Jahre	1,961	8.945 €	4,5	1		X	X	X	X	Ablation mit 3D-Mapping li. Vorhof 8-835.83 (oder bestimmte Ablation li. Ventrikel mit transseptaler Abl. oder 3D-Mapping) oder Abl. + Eventrekorder: 5-377.8
F50B	Ablative Maßnahmen bei Herzrhythmusstörungen ohne hochkomplexe Ablation im linken Vorhof, Ventrikel oder Pulmonalvenen, ohne Implantation eines Ereignisrekorders, ohne best. angeb. Herzfehler, mit komplexer Ablation, Alter > 17 Jahre	1,598	7.289 €	4,8	1	X		X			Ablation mit 3D-Mapping 8-835.8-

	Kardiologische DRGs 2026	Elektrophysiologie				Bedingungen					
DRG	Bezeichnung	RG	Erlös*	mVWD	uGV-WD	Alter < 16 Jahre	trans-septal	3D-Mapping	sonst. Abl.	Event-rekorder	Prozedur
F50C	Ablative Maßnahmen bei Herzrhythmusstörungen ohne hochkomplexe Ablation im linken Vorhof, Ventrikel oder Pulmonalvenen, ohne Implantation eines Ereignisrekorders, ohne best. angeb. Herzfehler, ohne komplexe Ablation, Alter > 15 Jahre	1,187	5.414 €	5	1				X		Ablation

* in Euro, bei einem Landesbasisfallwert von 4.561,37 €
RG Relativgewicht
mVWD mittlere Verweildauer
uGVWD erster Tag mit Abschlag bei unterer Grenzverweildauer
PCCL Grad der Schwere der Nebendiagnosen

24 Herzschrittmacher/Defibrillatoren/ sonstige Devices

24.1 Aggregatimplantation

Alle Neu- bzw. Erstimplantationen verschlüsseln über die 5-377 (Implantation eines Herzschrittmachers, Defibrillators oder Ereignis-Rekorders). Die fünfte Stelle gibt den Aggregattyp an. Die OPS zur Angabe zusätzlicher Funktionen werden zusätzlich zum Aggregattyp verschlüsselt. Die Sonden sind bei den Schlüsseln .0 bis .8 schon eingeschlossen. Die offen chirurgische isolierte epikardiale oder epithorakale Sondenimplantation wird über 5-377.c- und die endovaskuläre Sondenimplantation über die 5-377.g kodiert. Zusatzfunktionen der Aggregate werden über eigene OPS zusätzlich zur Implantation verschlüsselt. Es gibt OPS für Fernüberwachungsfunktionen (5-377.d) und Mess- bzw. Stimulationsfunktionen (5-377.f- bzw. 5-377.h-). Defibrillatoren mit subkutaner Elektrode haben einen eigenen OPS (5-377.j). Bei der Auswahl des zu kodierenden Aggregates spielt nicht die letzendlich implantierte Sondenanzahl die entscheidende Rolle, sondern die primär beabsichtigte Operation: gelingt es z. B. bei einem CRT-D nur 2 von 3 Sonden zu implantieren, so ist gemäß MD Kodierempfehlung 360 trotzdem der Kode für einen 3-Kammer-ICD zu kodieren, kombiniert mit dem Abbruchskode 5-995 [MD 360, DKR P004]. Seit 2019 sind eigene Schlüssel für die intrakardialen Pulsgeneratoren und kabellosen Stimulationssysteme vorhanden. Diese werden weiter unten gesondert behandelt.

OPS:

5-377.1 Schrittmacher, Einkammersystem
5-377.2 Schrittmacher, Zweikammersystem, mit einer Schrittmachersonde
5-377.3- Schrittmacher, Zweikammersystem, mit zwei Schrittmachersonden
.30 Ohne antitachykarde Stimulation
.31 Mit antitachykarder Stimulation

5-377.4 Schrittmacher, biventrikuläre Stimulation [Dreikammersystem] [MD 360]
.40 Ohne Vorhofelektrode
.41 Mit Vorhofelektrode

5-377.n System zur Stimulation des Leitungssystems
.n0 Mit 2 Elektroden
.n1 Mit 3 Elektroden
.n2 Mit 1 Elektrode

8-83d.3 Implantation eines intrakardialen Pulsgenerators

5-377.5- Defibrillator mit Einkammer-Stimulation
.50 Ohne atriale Detektion
.51 Mit atriale Detektion
5-377.6 Defibrillator mit Zweikammer-Stimulation
5-377.7 Defibrillator mit biventrikulärer Stimulation
.70 Ohne Vorhofelektrode
.71 Mit Vorhofelektrode

5-377.b System zur nichtinvasiven Überwachung von Abstoßungsreaktionen nach Herztransplantation, Inkl.: intramyokardiales Elektrogramm (IMEG)
5-377.j Defibrillator mit extravasaler Elektrode
.j0 Defibrillator mit subkutaner Elektrode
.j1 Defibrillator mit substernaler Elektrode

Isolierte Sondenimplantation:

Epikardiale Sondenimplantation [MD 451]:

5-377.c Isolierte Sondenimplantation, offen chirurgisch
.c0 Epikardial, linksventrikulär
.c1 Epikardial, rechtsventrikulär
.c2 Epithorakal

5-377.g- Isolierte Sondenimplantation, endovaskulär
.g0 Linksventrikulär

.g1 Rechtsventrikulär
.g2 Rechtsatrial

Zusätzlich zu kodieren sind:

5-377.d Verwendung von Herzschrittmachern, Defibrillatoren oder Ereignis-Rekorders mit automatischem Fernüberwachungssystem
Hinw.: Dieser Kode ist ein Zusatzkode. Die Implantation oder der Wechsel eines Herzschrittmachers, Defibrillators oder Ereignis-Rekorders sind gesondert zu kodieren
5-377.f Verwendung von Defibrillatoren mit zusätzlicher Mess- oder Stimulationsfunktion
Hinw.: Diese Kodes sind Zusatzkodes. Die Implantation oder der Wechsel eines Defibrillators sind gesondert zu kodieren
.f0 Mit zusätzlicher Messfunktion für das Lungenwasser
.f1 Mit zusätzlichem Drucksensor zur nichtinvasive Messung des rechtsventrikulären Druckes
Inkl.: Messung des Lungenwassers
.f2 Mit zusätzlicher Messfunktion für die Kontraktiltät des Herzmuskels
.f3 Mit zusätzlicher Funktion zum Monitoring der ST-Strecke
.f4 Mit quadripolarer Stimulationsfunktion
5-377.h Verwendung von Herzschrittmachern mit zusätzlicher Mess- oder spezieller Stimulationsfunktion
.h0 Verwendung von Herzschrittmachern mit zusätzlicher Messfunktion für das Lungenwasser
.h1 Mit quadripolarer Stimulationsfunktion
5-934 Verwendung MRT-fähigem Material:
.0 Herzschrittmacher
.1 Defibrillator
.2 Ereignis-Rekorder

24.2 Überprüfung/Vorhandensein eines Aggregates

Die Überprüfung der Funktionsfähigkeit (1-266.0) eines neu implantierten Aggregates wird routinemäßig noch im gleichen stationären Aufenthalt wie die Implantation durchgeführt. Daher kann diese Maßnahme auch gemäß DKR 0911 nicht zusätzlich kodiert werden.

Erst wenn der Patient ein weiteres Mal stationär aufgenommen und sein Aggregat kontrolliert wird, ist die Überprüfung zu kodieren. Das Vorhandensein eines Aggregates wird in diesem Fall auch kodiert (Z95.0).

ICD:

Z95.0	Vorhandensein eines kardialen elektronischen Gerätes: Herzschrittmacher Kardialer Resynchronisationstherapie-Defibrillator Kardialer Resynchronisationstherapie-Schrittmacher Kardiodefibrillator

OPS:

1-266.0	Elektrophysiologische Untersuchung des Herzens, nicht kathetergestützt, bei implantiertem Schrittmacher, inkl. der Induktion von Vorhofflimmern zur Testung, Reprogrammierung sowie der Messung und Programmierung der Flüssigkeitsschwelle
1-266.1	Elektrophysiologische Untersuchung des Herzens, nicht kathetergestützt, bei implantiertem Kardioverter/Defibrillator (ICD), inkl. der Messung und Programmierung der Flüssigkeitsschwelle

24.3 Aggregatentfernung

Die Schlüssel zur Aggregatentfernung finden sich in der Sammel-Gruppe (5-378.--) zu Entfernung, Wechsel und Korrektur von Herzschrittmacher und Defibrillatoren. An sechster, also letzter

Stelle wird der Typ des neuen Aggregates verschlüsselt, an fünfter Stelle die Information, welcher Eingriff durchgeführt wurde.

Übersicht Systemtyp **sechste** Stelle für Entfernung, Wechsel und Korrektur:

5-378.-0 Schrittmacher, n. n. b.
5-378.-1 Schrittmacher, Einkammersystem
5-378.-2 Schrittmacher, Zweikammersystem
5-378.-5 Defibrillator, Zweikammer-Stimulation

5-378.-7 Ereignisrekorder

5-378.-a Schrittmacher, biventrikuläre Stimulation [Dreikammersystem], ohne Vorhofelektrode
5-378.-b Schrittmacher, biventrikuläre Stimulation [Dreikammersystem], mit Vorhofelektrode
5-378.-c Defibrillator mit Einkammer-Stimulation, ohne atriale Detektion
5-378.-d Defibrillator mit Einkammer-Stimulation, mit atriale Detektion
5-378.-e Defibrillator mit biventrikulärer Stimulation, ohne Vorhofelektrode
5-378.-f Defibrillator mit biventrikulärer Stimulation, mit Vorhofelektrode
5-378.-g Defibrillator mit subkutaner Elektrode
5-378.-h Intrakardialer Impulsgenerator
5-378.-j Kabelloses Stimulationssystem
5-378.-k Defibrillator mit substernaler Elektrode

Übersicht über Maßnahme (**fünfte** Stelle):
5-378.0- Aggregatentfernung
5-378.2- Aggregat- und Sondenentfernung
5-378.1 Sondenentfernung
Hinw.: Die Sondenentfernung mit Laser und die Sondenentfernung mit sonstiger technischer Unterstützung sind gesondert zu kodieren (5-378.a ff.)

.18 Schrittmacher
.19 Defibrillator
.1a Synchronisationssystem
.1b Energieempfangende Elektrode eines kabellosen Stimulationssystems

5-378.a Zusatzinformation für die Sondenentfernung
Hinw.: Diese Kodes sind Zusatzkodes. Sie dürfen nur gemeinsam mit den Kodes aus 5-378.1, 5-378.2, 5-378.6 und 5-378.7 verwendet werden
.a0 Einsatz eines Excimer-Lasers
.a2 Einsatz eines elektrochirurgischen Dissektionsgerätes
.a3 Einsatz einer mechanischen, kontrolliert drehenden Extraktionsschleuse
.a4 Einsatz von 1 intraluminalen expandierenden Extraktionshilfe
.a5 Einsatz von 2 intraluminalen expandierenden Extraktionshilfen
.a6 Einsatz von 3 oder mehr intraluminalen expandierenden Extraktionshilfen
.ax Einsatz sonstiger technischer Unterstützung

24.4 Aggregatwechsel

Der Aggregatwechsel bei Batterieermüdung, in der EOL- (= end of life) oder ERI- (= elective replacement indicator) Phase eines Aggregates stellt keine Komplikation dar, sondern ist bereits bei Implantation voraussehbar. Deshalb kommt hier auch kein T-Kode zum Gebrauch, sondern Z45.0- wird als Hauptdiagnose verschlüsselt.

Erst die Funktionsstörung, Funktionsverlust und Dislokation eines Schrittmacherteils stellen Komplikationen dar (T82.1). Davon getrennt zu betrachten, sind Komplikationen durch Infektionen nach der Implantation (T82.7). Sonstige Komplikationen auf Grund eines Aggregates werden mit der Restklasse T82.8 verschlüsselt.

Wird ein temporärer gegen einen permanenten Schrittmacher ausgetauscht, so wird gemäß DKR 0911 in diesem Fall nicht der OPS-Kode für den Wechsel, sondern der Kode für die Erstimplantation benutzt [DKR 0911].

Wird bei einem einzeitigen (aber zweiseitigen) Eingriff auf einer Seite ein Aggregat entfernt und auf einer anderen ein neues Aggregat implantiert, so ist jedoch nicht der Kode für den Wechsel zu kodieren, sondern zwei Kodes für Entfernung und Neuimplantation, um den deutlichen höheren Aufwand korrekt abzubilden.

ICD:

Z45.0-	Anpassung und Handhabung eines kardialen (elektronischen) Gerätes Kontrolle und Prüfung eines kardialen (elektronischen) Gerätes
Z45.00	Anpassung und Handhabung eines implantierten Herzschrittmachers
Z45.01	Anpassung und Handhabung eines implantierten Kardiodefibrillators
T82.1	Mechanische Komplikation durch ein kardiales elektronisches Gerät
T82.7	Infektion und entzündliche Reaktion durch sonstige Geräte, Implantate oder Transplantate im Herzen und in den Gefäßen
T82.8	Sonstige näher bezeichnete Komplikationen durch Prothesen, Implantate oder Transplantate im Herzen und in den Gefäßen

Übersicht Systemtyp **sechste** Stelle für Entfernung, Wechsel und Korrektur siehe Kapitel 24.3.

Übersicht über Maßnahme (**fünfte** Stelle):

5-378.5-	Aggregatwechsel
5-378.6-	Aggregat- und Sondenwechsel
5-378.7-	Sondenwechsel

5-378.a Zusatzinformation für die Sondenentfernung

Hinw.: Diese Kodes sind Zusatzkodes. Sie dürfen nur gemeinsam mit den Kodes aus 5-378.1, 5-378.2, 5-378.6 und 5-378.7 verwendet werden

.a0 Einsatz eines Excimer-Lasers

.a2 Einsatz eines elektrochirurgischen Dissektionsgerätes

.a3 Einsatz einer mechanischen, kontrolliert drehenden Extraktionsschleuse

24.5 Korrekturen

Die Art der Korrektur wird (wie schon Wechsel oder Entfernung) an der fünften Stelle verschlüsselt, während an sechster Stelle die Typen des neuen Aggregats nach dem bekannten Schema kodiert werden (s. Kap. 24.3). Für die fünfte Stelle ergeben sich folgende Möglichkeiten:

OPS:

5-378.3- Sondenkorrektur

5-378.4- Lagekorrektur des Aggregates

5-378.8- Kupplungskorrektur

24.6 Systemumstellung

Systemumstellung bedeutet, dass mit dem Wechsel des Aggregats gleichzeitig auch der Aggregattyp geändert wird. Es gibt jeweils einen eigenen OPS-Schlüssel, je nachdem, ob das alte Aggregat ein Schrittmacher war (5-378.b-) oder ein ICD (5-377.c-). Folgende Schlüssel gibt es:

5-378.b- Systemumstellung Herzschrittmacher auf Herzschrittmacher oder Defibrillator

.b0 Herzschrittmacher, Einkammersystem auf Herzschrittmacher, Zweikammersystem

.b1 Herzschrittmacher, Einkammersystem auf Herzschrittmacher, biventrikuläre Stimulation [Dreikammersystem], ohne Vorhofelektrode
.b2 Herzschrittmacher, Einkammersystem auf Herzschrittmacher, biventrikuläre Stimulation [Dreikammersystem], mit Vorhofelektrode
.b3 Herzschrittmacher, Zweikammersystem auf Herzschrittmacher, Einkammersystem
.b4 Herzschrittmacher, Zweikammersystem auf Herzschrittmacher, biventrikuläre Stimulation [Dreikammersystem], ohne Vorhofelektrode
.b5 Herzschrittmacher, Zweikammersystem auf Herzschrittmacher, biventrikuläre Stimulation [Dreikammersystem], mit Vorhofelektrode
.b6 Herzschrittmacher, biventrikuläre Stimulation [Dreikammersystem] auf Herzschrittmacher, Einkammersystem
.b7 Herzschrittmacher, biventrikuläre Stimulation [Dreikammersystem] auf Herzschrittmacher, Zweikammersystem
.b8 Herzschrittmacher auf Defibrillator mit Einkammer-Stimulation, ohne atriale Detektion
.b9 Herzschrittmacher auf Defibrillator mit Einkammer-Stimulation, mit atriale Detektion
.ba Herzschrittmacher auf Defibrillator mit Zweikammer-Stimulation
.bb Herzschrittmacher auf Defibrillator mit biventrikulärer Stimulation, ohne Vorhofelektrode
.bc Herzschrittmacher auf Defibrillator mit biventrikulärer Stimulation, mit Vorhofelektrode
.bd Herzschrittmacher auf Defibrillator mit subkutaner Elektrode
.be Herzschrittmacher auf intrakardialen Impulsgenerator
.bf Herzschrittmacher auf Defibrillator mit substernaler Elektrode
.bx Sonstige

5-378.c- Systemumstellung Defibrillator auf Defibrillator oder Herzschrittmacher

.c0 Defibrillator mit Einkammer-Stimulation auf Defibrillator mit Zweikammer-Stimulation

.c1 Defibrillator mit Einkammer-Stimulation auf Defibrillator mit biventrikulärer Stimulation, ohne Vorhofelektrode

.c2 Defibrillator mit Einkammer-Stimulation auf Defibrillator mit biventrikulärer Stimulation, mit Vorhofelektrode

.c3 Defibrillator mit Zweikammer-Stimulation auf Defibrillator mit Einkammer-Stimulation, ohne atriale Detektion

.c4 Defibrillator mit Zweikammer-Stimulation auf Defibrillator mit Einkammer-Stimulation, mit atriale Detektion

.c5 Defibrillator mit Zweikammer-Stimulation auf Defibrillator mit biventrikulärer Stimulation, ohne Vorhofelektrode

.c6 Defibrillator mit Zweikammer-Stimulation auf Defibrillator mit biventrikulärer Stimulation, mit Vorhofelektrode

.c7 Defibrillator mit biventrikulärer Stimulation auf Defibrillator mit Einkammer-Stimulation, ohne atriale Detektion

.c8 Defibrillator mit biventrikulärer Stimulation auf Defibrillator mit Einkammer-Stimulation, mit atriale Detektion

.c9 Defibrillator mit biventrikulärer Stimulation auf Defibrillator mit Zweikammer-Stimulation

.ca Defibrillator auf Herzschrittmacher, Einkammersystem

.cb Defibrillator auf Herzschrittmacher, Zweikammersystem

.cc Defibrillator auf Herzschrittmacher, biventrikuläre Stimulation [Dreikammersystem], ohne Vorhofelektrode

.cd Defibrillator auf Herzschrittmacher, biventrikuläre Stimulation [Dreikammersystem], mit Vorhofelektrode

.ce Defibrillator auf Defibrillator mit subkutaner Elektrode
.cf Defibrillator mit subkutaner Elektrode auf Defibrillator mit Einkammer-Stimulation, ohne atriale Detektion
.cg Defibrillator mit subkutaner Elektrode auf Defibrillator mit Einkammer-Stimulation, mit atrialer Detektion
.ch Defibrillator mit subkutaner Elektrode auf Defibrillator mit Zweikammer-Stimulation
.cj Defibrillator mit subkutaner Elektrode auf Defibrillator mit biventrikulärer Stimulation, ohne Vorhofelektrode
.ck Defibrillator mit subkutaner Elektrode auf Defibrillator mit biventrikulärer Stimulation, mit Vorhofelektrode
.cm Defibrillator auf intrakardialen Impulsgenerator
.cn Defibrillator auf Defibrillator mit substernaler Elektrode
.cp Defibrillator mit substernaler Elektrode auf Defibrillator mit Einkammer-Stimulation, ohne atriale Detektion
.cq Defibrillator mit substernaler Elektrode auf Defibrillator mit Einkammer-Stimulation, mit atrialer Detektion
.cr Defibrillator mit substernaler Elektrode auf Defibrillator mit Zweikammer-Stimulation
.cs Defibrillator mit substernaler Elektrode auf Defibrillator mit biventrikulärer Stimulation, ohne Vorhofelektrode
.ct Defibrillator mit substernaler Elektrode auf Defibrillator mit biventrikulärer Stimulation, mit Vorhofelektrode
.c0 Sonstige

24.7 Temporärer Herzschrittmacher/Elektroden

Alle Maßnahmen zur temporären Stimulation des Herzryhthmus werden in genau zwei OPS zusammengefasst – einen für die externe und einen für die interne Stimulation.

Die perioperative Stimulation wird nur verschlüsselt, wenn sie bei einer Operation üblicherweise nicht durchgeführt wird.

Gemäß DKR 0908 wird die Implantation temporärer Schrittmacherelektroden während einer Bypassoperation als Routinebestandteil nicht kodiert.

OPS:

8-641	Temporäre externe elektrische Stimulation des Herzrhythmus
8-642	Temporäre interne elektrische Stimulation des Herzrhythmus
8-643	Elektrische Stimulation des Herzrhythmus, intraoperativ

24.8 Ereignisrekorder

Die Kodes für den Umgang mit einem Ereignisrekorders sind überschaubar. Neben der Im- und Explantation gibt es noch einige Schlüssel für den Wechsel bzw. die Korrektur. Wie schon 1-Kammerschrittmacher gehen Ereignisrekorder in die F12F.

OPS:

5-377.8	Implantation eines Ereignisrekorders
5-378.07	Entfernung eines Ereignisrekorders
5-378.47	Lagekorrektur eines Ereignisrekorders
5-378.57	Aggregatwechsel eines Ereignisrekorders
5-378.67	Aggregat- und Sondenwechsel eines Ereignisrekorders
5-378.87	Kupplungskorrektur eines Ereignisrekorders

24.9 Kabellose Stimulationssysteme und intrakardiale Pulsgeneratoren

Seit 2019 gibt es für diese Systemklasse eine Reihe eigener OPS für Einbau, Ausbau, Umrüstung etc.:

5-377.k Intrakardialer Impulsgenerator
Hinw.: Die Folgeimplantation eines intrakardialen Impulsgenerators ohne Entfernung des alten intrakardialen Impulsgenerators ist mit diesem Kode und dem Kode 5-983 zu kodieren

5-377.m0 Kabelloses Stimulationssystem – Transmitter

5-377.m1 Kabelloses Stimulationssystem – Energieempfangende Elektrode, endokardial, linksventrikulär

5-378.1b Sondenentfernung – Energieempfangende Elektrode eines kabellosen Stimulationssystems

5-378.be Systemumstellung – Herzschrittmacher auf intrakardialen Impulsgenerator

5-378.cm Systemumstellung – Defibrillator auf intrakardialen Impulsgenerator

5-378.d- Systemumstellung intrakardialer Impulsgenerator auf Herzschrittmacher oder Defibrillator

5-378.d0 Intrakardialer Impulsgenerator auf Herzschrittmacher, Einkammersystem

5-378.d1 Intrakardialer Impulsgenerator auf Herzschrittmacher, Zweikammersystem

5-378.d2 Intrakardialer Impulsgenerator auf Herzschrittmacher, biventrikuläre Stimulation [Dreikammersystem], ohne Vorhofelektrode

5-378.d3 Intrakardialer Impulsgenerator auf Herzschrittmacher, biventrikuläre Stimulation [Dreikammersystem], mit Vorhofelektrode

5-378.d4 Intrakardialer Impulsgenerator auf Defibrillator mit Einkammer-Stimulation, ohne atriale Detektion

5-378.d5 Intrakardialer Impulsgenerator auf Defibrillator mit Einkammer-Stimulation, mit atrialer Detektion

5-378.d6 Intrakardialer Impulsgenerator auf Defibrillator mit Zweikammer-Stimulation

5-378.d7 Intrakardialer Impulsgenerator auf Defibrillator mit biventrikulärer Stimulation, ohne Vorhofelektrode

5-378.d8 Intrakardialer Impulsgenerator auf Defibrillator mit biventrikulärer Stimulation, mit Vorhofelektrode

5-378.d9 Intrakardialer Impulsgenerator auf Defibrillator mit subkutaner Elektrode
5-378.dx Sonstige

24.10 Kardiale Kontraktionsmodulation (CCM)

Für die Systeme zur kardialen Kontraktionsmodulation (CCM) gibt es eigene Schlüssel:

5-379.8 Implantation, Wechsel oder Revision eines myokardmodulierenden Systems [CCM]
5-379.80 Implantation oder Wechsel eines Systems mit Vorhofelektrode
5-379.81 Revision eines Systems mit Vorhofelektrode
5-379.82 Implantation oder Wechsel eines Systems ohne Vorhofelektrode
5-379.83 Revision eines Systems ohne Vorhofelektrode

24.11 Beispielfälle Herzschrittmacher/Defibrillatoren

Grund der Aufnahme	Hauptdiagnose	Nebendiagnose	Prozedur	DRG
Implantation eines Einkammer-Herzschrittmachers			5-377.1	F12F
Systemumstellung eines Zweikammer-Herzschrittmachers auf ein Defibrillator mit Zweikammer-Stimulation		Z95.0	5-378.ba	F01E
Entfernung eines Eventrekorders			5-378.07	F18D

Grund der Aufnahme	Hauptdiagnose	Nebendiagnose	Prozedur	DRG
Aggregatwechsel eines Dreikammer-Herzschrittmachers bei Batterieermüdung	Z45.00		5-378.5b	F17A

ICD:

Z45.00 Anpassung und Handhabung eines kardialen (elektronischen) Gerätes: implantierter Herzschrittmacher

Z95.0 Vorhandensein eines kardialen elektronischen Gerätes

OPS:

5-377.1 Implantation: Schrittmacher, Einkammersystem

5-378.ba Systemumstellung: Herzschrittmacher auf Defibrillator mit Zweikammer-Stimulation

5-378.07 Entfernung eines Ereignisrekorders

5-378.5b Aggregatwechsel: Schrittmacher, Dreikammersystem mit Vorhofelektrode

DRG:

F12F Impl. HSM, Zweikammersys., oh. äuß. schwere CC, oh. isol. offen chir. Sondenimpl., oh. aufw. Sondenentf., oh. mäßig kompl. PTCA od. Impl. HSM, Einkammersys. od. Impl. Ereignisrekorder, oh. invasive kardiol. Diagnostik bei best. Eingriffen, Alter > 15 J.

F01E Implantation Kardioverter / Defibrillator (AICD), Zweikammer-Stimulation oder aufwendige Sondenentfernung, ohne Implantation eines Drucksensors in Pulmonalarterie, ohne Implantation eines intrakardialen Pulsgenerators, Alter > 17 Jahre

F18D Revision eines Herzschrittmachers oder Kardioverters / Defibrillators (AICD) ohne Aggregatwechsel, Alter > 15 Jahre, ohne äußerst schwere CC, ohne aufwendige Sondenentfernung, ohne komplexen Eingriff

F17A Wechsel eines Herzschrittmachers, Dreikammersystem oder Alter < 16 Jahre

24.12 Übersicht Kodierung Herzschrittmacher und Defibrillatoren

Folgende Tabelle gibt eine schnelle Übersicht, mit welchen Bedingungen welche Herzschrittmacher und Defibrillatoren-DRGs erreicht werden.

	Herzschrittmacher- und Defibrillator-DRGs 2026	Herzschrittmacher und Defibrillatoren				Bedingungen weitere Prozedur											
DRG	Bezeichnung	RG	Erlös*	mVWD	uGV-WD	Alter	PCCL	HSM	Defi	LCP	CCM	S-ICD	ER	I	W	R	weitere Prozedur
F01A	Implantation Kardioverter / Defibrillator (AICD), Dreikammer-Stim. od. Defibrillator mit subk. Elektrode od. intrak. Pulsgen. mit kompliz. Fakt. od. myokardstim. Sys. od. aufwendige Sondenentf. mit kompliz. Fakt. od. Zweikammer-Stim. mit kompliz. Fakt.	4,856	22.150 €	14	4				3		X			X			X
F01B	Implantation Kardioverter / Defibrillator (AICD), Zweikammer-Stimulation mit komplizierenden Faktoren oder neurologische Komplexbehandlung des akuten Schlaganfalls mehr als 24 Stunden mit komplizierenden Faktoren	3,75	17.105 €	12,2	3				2					X			X

	Herzschrittmacher- und Defibrillator-DRGs 2026	Herzschrittmacher und Defibrillatoren				Bedingungen weitere Prozedur											
DRG	Bezeichnung	RG	Erlös*	mVWD	uGV-WD	Alter	PCCL	HSM	Defi	LCP	CCM	S-ICD	ER	I	W	R	weitere Prozedur
F01D	Implantation Kardioverter / Defibrillator (AICD), Einkammer-Stimulation, mit zusätzlichem Herz- od. Gefäßeingriff od. intensmed. Kompl. > 392 / 368 / - Aufwandspunkte	3,526	16.083 €	12,9	3		> 3		1 bzw. 2					X			X
F01E	Implantation Kardioverter / Defibrillator (AICD), Einkammer-Stimulation, ohne zusätzlichen Herz- od. Gefäßeingriff, od. Zweikammer-Stimulation, ohne kompliz. Fakt, ohne IntK > 392 / 368 / - Punkte, mit äuß. schw. CC od. best. Sondenentfernung	2,453	11.189 €	8,2	2				2			X		X	X		

	Herzschrittmacher- und Defibrillator-DRGs 2026	Herzschrittmacher und Defibrillatoren				Bedingungen weitere Prozedur											
DRG	Bezeichnung	RG	Erlös*	mVWD	uGV-WD	Alter	PCCL	HSM	Defi	LCP	CCM	S-ICD	ER	I	W	R	weitere Prozedur
F12A	Implantation eines Herzschrittmachers, Dreikammersystem mit äuß. schw. CC od. ablativ. Maßnahmen od. PTCA od. mit aufwendiger Sondenentfernung mit kompliz. Faktoren od. mit Revision eines Herzschrittm. od. AICD ohne Aggregatw. mit kompliz. Faktoren	3,736	17.041 €	14,5	4		> 3	3						X			X
F01C	Implantation Kardioverter / Defibrillator (AICD), Dreikammer-Stimulation oder Defibrillator od. intrakardialer Pulsgenerator, ohne komplizierende Faktoren od. Implantation eines Drucksensors in die Pulmonalarterie	2,968	13.538 €	7,2	1				3	X		X	X	X			

	Herzschrittmacher- und Defibrillator-DRGs 2026	Herzschrittmacher und Defibrillatoren				Bedingungen weitere Prozedur											
DRG	Bezeichnung	RG	Erlös*	mVWD	uGV-WD	Alter	PCCL	HSM	Defi	LCP	CCM	S-ICD	ER	I	W	R	weitere Prozedur
F12C	Implantation eines Herzschrittmachers, Zweikammersystem, mit komplexem Eingriff od. Alter < 16 Jahre	2,481	11.317 €	8,4	2	< 16		2					X	X			X
F01F	Impl. Kardioverter / Defibrillator (AICD), Einkammer-Stimulation, ohne zusätzl. Herz- od. Gefäßeingriff, ohne IntK > 392 / 368 / - P.unkte ohne äuß. schw. CC, ohne aufw. Sondenentf., ohne Impl. Drucksens. in Pulmonalart., ohne Impl. Pulsgen., Alter > 17 Jahre	2,153	9.821 €	7,2	1				1					X			

	Herzschrittmacher- und Defibrillator-DRGs 2026	Herzschrittmacher und Defibrillatoren				Bedingungen weitere Prozedur											
DRG	Bezeichnung	RG	Erlös*	mVWD	uGV-WD	Alter	PCCL	HSM	Defi	LCP	CCM	S-ICD	ER	I	W	R	weitere Prozedur
F18A	Revision eines Herzschrittmachers od. Kardioverters / Defibrillators (AICD) ohne Aggregatwechsel, Alter < 16 Jahre od. mit äußerst schweren CC, mit komplexem Eingriff od. mit aufwendiger Sondenentfernung	3,246	14.806,21 €	11,6	3	< 16	> 3									X	
F02A	Aggregatwechsel eines Kardioverters / Defibrillators (AICD), Zwei- od. Dreikammer-Stimulation	2,009	9.164 €	5,6	1				2-3						X		

	Herzschrittmacher- und Defibrillator-DRGs 2026	Herzschrittmacher und Defibrillatoren				Bedingungen weitere Prozedur											
DRG	Bezeichnung	RG	Erlös*	mVWD	uGV-WD	Alter	PCCL	HSM	Defi	LCP	CCM	S-ICD	ER	I	W	R	weitere Prozedur
F12B	Implantation eines Herzschrittmachers, Dreikammersystem ohne äuß. schw. CC, ohne ablative Maßnahme, ohne PTCA od. Implantation eines Herzschrittmachers ohne aufwendige Sondenentfernung mit kompliz. Faktoren	1,994	9.095 €	5,2	1			3						X			X
F12D	Implantation eines Herzschrittmachers, Zweikammersystem, ohne komplexen Eingriff, Alter > 15 Jahre, mit äußerst schweren CC od. isolierter offen chirurgischer Sondenimplantation od. aufwendiger Sondenentfernung od. mäßig komplexer PTCA	2,2	10.035 €	11,5	3	> 15		2						X			X

	Herzschrittmacher- und Defibrillator-DRGs 2026	Herzschrittmacher und Defibrillatoren				Bedingungen weitere Prozedur											
DRG	Bezeichnung	RG	Erlös*	mVWD	uGV-WD	Alter	PCCL	HSM	Defi	LCP	CCM	S-ICD	ER	I	W	R	weitere Prozedur
F12E	Implantation eines Herzschrittmachers, Einkammersystem od. Implantation eines Ereignisrekorders, Alter > 15 Jahre, mit invasiver kardiologischer Diagnostik bei bestimmten Eingriffen	1,574	7.180 €	8	2	> 15	> 3	2						X			X
F02B	Aggregatwechsel eines Kardioverters / Defibrillators (AICD), Einkammer-Stimulation	1,712	7.809 €	5,2	1				1						X		

	Herzschrittmacher- und Defibrillator-DRGs 2026	Herzschrittmacher und Defibrillatoren				Bedingungen weitere Prozedur											
DRG	Bezeichnung	RG	Erlös*	mVWD	uGV-WD	Alter	PCCL	HSM	Defi	LCP	CCM	S-ICD	ER	I	W	R	weitere Prozedur
F12F	Impl. HSM, Zweikammersys., oh. äuß. schwere CC, oh. isol. offen chir. Sondenimpl., oh. aufw. Sondenentf., oh. mäßig kompl. PTCA od. Impl. HSM, Einkammersys. od. Impl. Ereignisrekorder, oh. invasive kardiol. Diagnostik bei best. Eingriffen, Alter > 15 J.	1,208	5.510 €	5,5	1	> 15		1 bzw. 2					X	X			
F18B	Revision Herzschrittmacher od. Kardioverter / Defibrillator (AICD) oh. Aggregatw., Alt. < 16 J. od. mit äuß. schw. CC, oh. kompl. Eingr., oh. aufwend. Sondenentf. od. Alt. > 15 J., oh. äuß. schw. CC mit kompl. Eingr., mit intralum. exp. Extraktionshilfe	2,683	12.238 €	12,8	3	< 16/ > 15	> 3									X	

	Herzschrittmacher- und Defibrillator-DRGs 2026	Herzschrittmacher und Defibrillatoren				Bedingungen weitere Prozedur											
DRG	Bezeichnung	RG	Erlös*	mVWD	uGV-WD	Alter	PCCL	HSM	Defi	LCP	CCM	S-ICD	ER	I	W	R	weitere Prozedur
F18C	Revision eines Herzschrittmachers od. Kardioverters / Defibrillators (AICD) ohne Aggregatwechsel, Alter > 15 Jahre, ohne äußerst schwere CC, ohne aufwendige Sondenentfernung, mit komplexem Eingriff, ohne intraluminale expandierende Extraktionshilfe	1,181	5.387 €	4,9	1	> 15										X	
F17A	Wechsel eines Herzschrittmachers, Dreikammersystem od. Alter < 16 Jahre	1,336	6.094 €	3,2	1	< 16		3							X		
F17B	Wechsel eines Herzschrittmachers, Einkammer- od. Zweikammersystem, Alter > 15 Jahre	0,761	3.471 €	3	1	> 15		2							X		

	Herzschrittmacher- und Defibrillator-DRGs 2026	Herzschrittmacher und Defibrillatoren				Bedingungen weitere Prozedur											
DRG	Bezeichnung	RG	Erlös*	mVWD	uGV-WD	Alter	PCCL	HSM	Defi	LCP	CCM	S-ICD	ER	I	W	R	weitere Prozedur
F18D	Revision eines Herzschrittmachers oder Kardioverters / Defibrillators (AICD) ohne Aggregatwechsel, Alter > 15 Jahre, ohne äußerst schwere CC, ohne aufwendige Sondenentfernung, ohne komplexen Eingriff	0,828	3.777 €	4,3	1	> 15										X	

* in Euro, bei einem Landesbasisfallwert von 4.561,37 €
RG Relativgewicht
mVWD mittlere Verweildauer
uGVWD erster Tag mit Abschlag bei unterer Grenzverweildauer
PCCL Grad der Schwere der Nebendiagnosen
3, 2, 1 Dreikammer-, Zweikammer-, Einkammer-Aggregate
HSM Herzschrittmacher
Defi Defibrillator
LCP Elektrodenlose Herzstimulation (leadless cardiac pacing)
ER Ereignisrekorder
CCM myokardmodulierendes System
I Implantation
W Wechsel
R Revision
S-ICD subkutaner Defibrillator

25 Minimalinvasive/interventionelle Eingriffe an Herz und Herzklappen

In Rekordzeit wurde 2010 aus dem NUB für die Aortenklappen eine eigene DRG und auch andere Verfahren werden zunehmend differenzierter. Diese Entwicklung spiegelt sich auch in den Verschlüsselungsmöglichkeiten wieder. Alle Eingriffe werden über die 5-35a.* (minimalinvasive Operationen an Herzklappen) verschlüsselt. Die TEE ist im Kode enthalten. Seit 2015 ist für die transapikalen Aortenklappen die Verwendung eines Zugangs- und Verschlusssystems anzugeben und seit 2016 kann man für die Mitralklappen einen transapikalen Zugang erfassen. Zusätzlich erfolgte der Hinweis, dass die intraoperative Anwendung eines Embolieprotektionssystems gesondert über die 5-399.e zu kodieren ist. 2019 sind die Schlüssel für die Septostomie-Devices dazu gekommen und seit 2021 können die Trikuspidalklappeninterventionen differenziert erfasst werden. 2022 erfolgte dann ein Umbau dahin, dass nun ein „Basis-OPS" für den Zugang durch spezifische Zusatz-OPS näher charakterisiert wird. Seit 2025 ist die Pulmonalklappenintervention sehr differenziert und die Trikuspidalklappenintervention spezifisch erfassbar. Ebenfalls seit 2025 werden valve-in-valve-Interventionen als solche erfasst. Im Prinzip groupieren alle Interventionen in die F98.

25.1 Aortenklappe

Für den Eingriff an der Aortenklappe (die sogenannten Transkatheter AortenValve-Implantation= TAVI) entscheidet der Zugang über den Schlüssel:

5-35a.0- Implantation eines Aortenklappenersatzes
.05 Endovaskulär
.06 Transapikal

5-35b.1 Anwendung spezieller Methoden bei minimalinvasivem Aortenklappenersatz
.10 Anwendung eines perkutanen apikalen Zugangs- und Verschlusssystems
.11 Anwendung eines primär ballonexpandierbaren Implantates
.12 Anwendung eines primär selbstexpandierenden Implantates
.13 Anwendung eines kalziumprotegierten und glyzerolisierten Xenotransplantates
.14 Anwendung der Valve-in-valve-Technik

Die transapikalen Klappen groupieren in die F98A und die transfemoralen Klappen in die F98B.

25.2 Pulmonalklappe

Hier gibt es folgende Schlüssel:

5-35a.1 Implantation eines Pulmonalklappenersatzes
.10 Endovaskulär
.11 Transapikal
5-35b.3 Anwendung spezieller Methoden bei minimalinvasivem Pulmonalklappenersatz
.31 Anwendung eines ballonexpandierbaren Implantates
.32 Anwendung eines selbstexpandierenden Implantates
.33 Anwendung der Valve-in-valve-Technik

die – wie schon die Aortenklappe – Teil einiger Komplex-Tabellen sind, selbst aber in die F98B führen.

25.3 Mitralklappe

Für die Mitralklappe stehen für die Implantation eines Klappenersatzes und die minimalinvasiven Verfahren jeweils eigene OPS-Schlüssel zur Verfügung.

25.3.1 Mitralklappenersatz

Hier gibt es für den endovaskulären Ersatz und die transapikalen Verfahren insgesamt 3 Schlüssel:

5-35a.3- Implantation eines Mitralklappenersatzes
.30 endovaskulär
.33 Transapikal
5-35b.2 Anwendung spezieller Methoden bei minimalinvasivem Mitralklappenersat
.20 Anwendung eines perkutanen apikalen Zugangs- und Verschlusssystems
.21 Anwendung eines apikalen Verankerungssystems
.22 Anwendung eines kalziumprotegierten und glyzerolisierten Xenotransplantates
.23 Anwendung der Valve-in-valve-Technik

Die transapikalen Verfahren groupieren in die F98A, die endovaskulären in die F98B (nur unter besonderen Bedingungen F98A).

25.3.2 Mitralklappenrekonstruktion

Hier sind seit 2018 alle Verfahren versammelt, welche früher über verschieden Schlüssel gestreut waren:

5-35a.4- Mitralklappenrekonstruktion
.40 Mitralklappensegelplastik, transarteriell
Inkl.: Transarterielle ventrikuläre Mitralklappenrekonstruktion
.41 Mitralklappensegelplastik, transvenös
Inkl.: Transvenöse Clip-Rekonstruktion der Mitralklappe
Hinw.: Die Anzahl der Clips ist gesondert zu kodieren (5-35a.6 ff.)
.42 Mitralklappensegelplastik, transapikal
Inkl.: Implantation von Neochordae (PTFE)

.43 Mitralklappenanuloplastik, transarteriell
Ink.: Mitralklappenanulorrhaphie mit Naht
.44 Mitralklappenanuloplastik, transvenös
Inkl.: Mitralklappenanulorrhaphie mit Band
.45 Mitralklappenanuloplastik, über den Koronarsinus
Inkl.: Mitralklappenanulorrhaphie mit Spange

5-35b.0 Anzahl der Clips bei einer transvenösen Mitral- oder Trikuspidalklappensegelplastik
Hinw.: Diese Kodes sind Zusatzkodes. Sie können zusätzlich zu den Kodes 5-35a.41 und 5-35a.50 angegeben werden
.00 1 Clip
.01 2 Clips
.02 3 Clips
.03 4 Clips
.04 5 oder mehr Clips

Nur der OPS für den MitraClip (5-35a.41) mündet in die F98C – alle anderen gehen primär in die F19A/B.

25.4 Trikuspidalklappe

25.4.1 Trikuspidalklappenersatz

Hier gibt es nur für den endovaskulären Ersatz einen Schlüssel:

5-35a.8 Endovaskuläre Implantation eines Trikuspidalklappenersatzes

Eine weiter Differenzierung – z. B. hinsichtlich spezieller Methoden – existiert nicht. Das könnten auch daran liegen, dass aktuell (Stand 01/25) nur 1 Produkt auf dem Markt ist. Das Verfahren groupieren in die F19B – die offensichtliche Vergütungslücke wird derzeit über einen NUB im Status 1 geschlossen.

25.4.2 Trikuspidalklappenrekonstruktion

Seit 2021 differenziert der OPS an der Trikuspidalklappe zwischen den Segelplastiken und den Anuloplastiken:

5-35a.5 Endovaskuläre Trikuspidalklappenrekonstruktion
.50 Trikuspidalklappensegelplastik, transvenös
Inkl.: Transvenöse Clip-Rekonstruktion der Trikuspidalklappe
Hinw.: Die Anzahl der Clips ist gesondert zu kodieren (5-35b.0 ff.)
.51 Trikuspidalklappenanuloplastik, transvenös
Inkl.: Trikuspidalklappenanulorhaphie mit Band
.5x Sonstige

5-35b.0 Anzahl der Clips bei einer transvenösen Mitral- oder Trikuspidalklappensegelplastik
Hinw.: Diese Kodes sind Zusatzkodes. Sie können zusätzlich zu den Kodes 5-35a.41 und 5-35a.50 angegeben werden
.00 1 Clip
.01 2 Clips
.02 3 Clips
.03 4 Clips
.04 5 oder mehr Clips

Diese OPS münden primär in die F98C.

25.4.3 Trikuspidalklappe – Bailout Verfahren

Als Bailout-Strategie gibt es seit einiger Zeit die Implantation von klappentragenden Stents in die Vena cava – entweder als Monostentsystem mit seitlichem Klappenelement oder als zwei separate Stents in die Cava superior et inferior mit je einer Klappe. Das Monostentsystem ist aktuell weiterhin vom Markt genommen.

5-38a.9 Endovaskuläre Implantation von Stent-Prothesen – Vena cava

.91 Stent-Prothese mit Klappenfunktion, monokaval
Hinw.: Eine singuläre Stent-Prothese mit einem klappentragenden Element wird beide Vv. cavae übergreifend implantiert

.92 Stent-Prothese mit Klappenfunktion, bikaval
Hinw.: Je eine klappentragende Stent-Prothese wird getrennt sowohl in V. cava superior als auch in V. cava inferior implantiert

25.5 Sonstige Herzklappen-Verfahren

Für alle anderen, hier nicht explizit aufgeführten Verfahren an egal welchen Klappen gibt es grundsätzlich noch 2 OPS-Kodes:

5-35a.x minimalinvasive Operationen an Herzklappen: Sonstige

5-35a.y minimalinvasive Operationen an Herzklappen: N. n. bez.

wobei die Primärkodierung der 5-35a.y eigentlich sinnlos ist, denn wenn Sie selbst nicht wissen, was genau Sie da gerade gemacht haben (= „nicht näher bezeichnet"), dann sollten Sie es besser lassen.

25.6 Paravalvuläre Leckage

Seit 2020 sind die Verschlüsse von Leckagen an Klappenprothesen (paravalvuläre Lecks) spezifisch verschlüsselbar – und zwar gleichermaßen im Rahmen einer perkutan-transluminalen Intervention wie auch einer minimalinvasiven Operation (transapikal):

8-83d.7 Verschluss einer paravalvulären Leckage
Die Verwendung von Okkludern ist gesondert zu kodieren (8-83b.r ff.)
5-35a.7 Verschluss einer paravalvulären Leckage, transapikal
Hinw.: Die Verwendung von Okkludern ist gesondert zu kodieren (8-83b.r ff.)
8-83b.r Verwendung eines Okkluders
Inkl.: Plug
.r0 Okkluder
.r1 2 Okkluder
.r2 3 oder mehr Okkluder

25.7 Septostomie-Devices

Diese Klasse an Devices dient der interventionellen Therapie der diastolischen Herzinsuffizienz. Die Vergütung ist derzeit noch nicht vollständig gesichert und aktuell Gegenstand verschiedener (!) G-BA-Verfahren. Seit einigen Jahren haben sie NUB-Status 1 (ungewöhnlicherweise jedes einen eigenen) und seit 2019 gibt es einen spezifischen Schlüssel:

8-837.b- Herstellung eines Septumdefektes
8-837.b2 Vorhofseptum, ohne Einlage eines Implantates
8-837.b3 Vorhofseptum, mit Einlage eines Implantates

26 Unterbrochene Prozeduren/Operationen

DKR P004 beschreibt das Prozedere bei unterbrochenen oder nicht vollendeten Prozeduren. Diese DKR wurde 2007 angepasst, sodass sie sich nicht nur auf chirurgische, sondern auf alle Prozeduren bezieht. Hier herrscht schlicht Dissens mit dem MD, der auch nach der Aktualisierung seit 15.1.2015 eine Kodierbarkeit nur für Operationen sieht [MD 112/354].

Von den in der Kodierregel geschilderten fünf Möglichkeiten zur Kodierung einer unterbrochenen Operation sind nur drei auf die Kardiologie anwendbar. Da es weder Schlüssel für misslungene Prozeduren in der Gruppe 8-837.-, noch laparoskopische/endoskopische Verfahren gibt, fallen die ersten beiden Punkte weg. Übrig bleiben noch folgende drei Konstellationen [DKR P004]:

- Lässt sich die Teilleistung kodieren, so wird nur die Teilleistung kodiert.
- Ist die Leistung nahezu vollständig erbracht, wird sie ohne zusätzliche Angabe von 5-995 kodiert.
- In allen anderen Fällen wird die geplante aber nicht komplett durchgeführte Prozedur mit dem Zusatz 5-995 verschlüsselt.

Im Rahmen einer Koronarangiographie/PCI lässt nur der OPS für einen Linksherzkatheter (1-275.*) eine Unterscheidung in einzelne Teilleistungen zu, bei Ablationen sind Teilleistungen nur im Sinne der Teilaspekte der komplexen Prozeduren (Mapping, transseptale Punktion, etc.) vorhanden und bei den Aggregaten kann man sich durch die Kodes für Ein-/Ausbau und isolierte Sondenimplantation helfen.

Lediglich für die abgebrochene PCI hat die SEG-4 explizit in der Kodierempfehlung 354 Stellung bezogen. Diese lautet: *„Gemäß DKR P004, Punkt 4 ist die Prozedur nahezu vollständig erbracht und wird daher ohne Zusatzkode 5-995 kodiert. Die Angabe des Schlüssels 5-995 Vorzeitiger Abbruch einer Operation (Eingriff nicht* *komplett durchgeführt) scheidet hier auch deshalb aus, da keine Operation, sondern eine Maßnahme aus Kapitel 8 (Nichtoperative therapeutische Maßnahmen) durchgeführt wurde."* Zwischen FoKA und MD herrscht an dieser Stelle nur Dissens bezüglich der Menge der ggf. anzugebenden Materialkodes für DE-Stents.

26.1 Beispielfälle unterbrochene Operationen

Grund der Aufnahme	Hauptdiagnose	Nebendiagnose	Prozedur	DRG
1-GE KHK, Koronarien dargestellt, jedoch nur Führungsdraht in das Gefäß eingeführt	I25.11		1-275.0, 8-83d.9	F58-
1-GE KHK, Koronarien dargestellt, jedoch Ballon nicht zur Stenose vorschiebbar	I25.11		1-275.0, 8-837.00	F58-
1-GE KHK, Koronarien dargestellt, erfolgreiche Ballon-Angioplastie der Stenose, Stent jedoch nicht platzierbar	I25.11		1-275.0, 8-837.00, 8-837.k0	F58-
1-GE KHK, Koronarien dargestellt, erfolgreiche Ballon-Angioplastie LAD, Stent platziert	I25.11		1-275.0, 8-837.00, 8-837.k0	F58-

ICD:

I25.11 Atherosklerotische Herzkrankheit, Ein-Gefäß-Erkrankung

OPS:

1-275.0 Transarterielle Linksherz-Katheteruntersuchung, Koronarangiographie ohne weitere Maßnahmen

8-837.00 Perkutan-transluminale Angioplastie (Ballon) an Koronargefäßen, eine Koronararterie

8-837.k0 Einlegen eines nicht medikamentenfreisetzenden Stents, ein Stent in eine Koronararterie

8-83d.9 Einführung eines Führungsdrahtes vor Abbruch einer Ballon-Angioplastie

DRG:

F58- Perkutane Koronarangioplastie

27 Prozeduren, die nur einmal verwendet werden dürfen

Es gibt eine genaue Liste [DKR P005], die aufführt, welche Prozedurenschlüssel nur einmal pro stationären Aufenthalt verwendet werden dürfen. Seit 2013 ist die kathetergestützte EPU nicht mehr dabei. Derzeit fallen darunter z. B.:

OPS:

1-844	diagnostische Pleurapunktion
8-152.1	therapeutische Pleurapunktion
1-853.2	diagnostische Aszitespunktion
8-153	therapeutische Aszitespunktion
8-390	Lagerungsbehandlung
8-63-	Elektrostimulation
8-65	Elektrotherapie
8-700	Offenhalten der oberen Atemwege
8-800	Transfusion von Vollblut, EKs und TKs
8-802	Transfusion von Leukozyten
8-81	Transfusion von Plasma, Plasmabestandteilen und Infusion von Volumenersatzmitteln
8-92 bis 8-93	Patientenmonitoring

Beatmung und Transfusionen müssen am Ende eines Aufenthaltes immer zusammenaddiert werden und werden daher in jedem Fall immer nur mit einem Schlüssel angegeben [DKR P005].

28 NUBs und Zusatzentgelte

28.1 NUB 2026

Auch 2026 bietet die Finanzierung gemäß § 6 Abs. 2 des Krankenhausentgeltgesetzes (KHEntgG) eine Möglichkeit, die Kosten für teure und innovative Maßnahmen erstattet zu bekommen. Die Deadline zur notwendigen Anmeldung endet grundsätzlich immer im Vorjahr (am 31.10.). Da jedes Haus die NUBs einzeln und für sich beantragen muss, um sie erbringen zu können, soll hier nur auf die Veröffentlichung auf der Webseite des InEK (www.g-drg.de) verwiesen werden, die traditionell zum Ende des Januars erfolgt.

28.2 Integration NUB in das DRG-System

Für 2026 wurde kein für die Kardiologie relevanter NUB in ein ZE überführt.

28.3 ZE

Grundsätzlich gibt es bepreiste (siehe Anlagen 2&5 des Fallpauschalenkatalogs) und unbepreiste (siehe Anlagen 4&6 des Fallpauschalenkatalogs) Zusatzentgelte (ZE) – wobei speziell für die Blutgerinnungsstörungen die Anlage 7 mit den definierenden ICD-10 Kodes existiert. Während für bepreiste ZE der finanzielle Erlös geregelt ist, muss für unbepreiste ZE jedes Krankenhaus das Entgelt selbst mit den Kostenträgern, sprich Krankenkassen, verhandeln. Trotz Ausgliederung der Pflegekosten aus dem DRG-Katalog gibt es die ZEs für die unterschiedlichen Stufen aufwändiger Pflege weiter – da dort eben nicht nur Personal-, sondern auch assoziierte Sachkosten zu finden sind. Das ZE130 (Hochaufwändige Pflege von Erwachsenen) ist seit 2021 gestrichen – übrig bleiben die bepreisten ZE162 und ZE163 (Erhöhter Pflegeaufwand bei pflegebedürftigen Patienten). Diese können nur bei bestimmten (im Anhang des DRG-Katalogs genannten) DRG und ab 5 Belegungstagen abgerechnet werden. Für die Herz-Kreislaufmedizin sind das die DRG: A05Z, A06A, A06C, A07B, A07D, A07E, A09A, A09B, A09C, A09F, A11A, A11B, A11C, A11D, A11E, A11H, A13A, A13B, A13D, A13E, A13F, A13G, A13H, A15B, A15D, A17A, A17B, A18Z, A36A, A42A, A42B, A42C, A62Z, F01A, F01B, F01C, F01D, F01F, F02A, F03A, F03C, F03D, F06A, F06D, F06E, F07A, F07C, F08A, F08B, F08C, F08D, F08E, F08F, F08G, F09A, F09B, F09C, F12A, F12B, F12C, F12D, F12E, F12F, F13A, F13B, F13C, F13D, F14A, F14B, F15Z, F17A, F17B, F18A, F18B, F18D, F19A, F19B, F21A, F21B, F21C, F21D, F21E, F24A, F24B, F27A, F27B, F27C, F28A, F28B, F28C, F30Z, F36A, F36B, F36C, F39A, F41Z, F42Z, F43B, F43C, F48Z, F49A, F49B, F49C, F49D, F49E, F49F, F50A, F50C, F51A, F51B, F52A, F52B, F56A, F56B, F58A, F58B, F59A, F59B, F59C, F59D, F59E, F59F, F60A, F60B, F61A, F61B, F62B, F62C, F63A, F63B, F64Z, F65A, F65B, F66B, F67A, F67B, F67C, F68A, F68B, F69A, F69B, F70A, F70B, F71A, F71B, F72A, F72B, F73B, F74Z, F75A, F75B, F75C, F77Z, F95A, F98A, F98B.

Ansonsten gibt es insgesamt nur wenige ZEs, die spezifisch für die Kardiologie sind. An bepreisten ZEs wäre das für 2026:

ZE	Bezeichnung	Betrag
ZE136	Medikamente-freisetzende Ballons an Koronargefäßen	siehe Anlage 5
ZE137	Medikamente-freisetzende Ballons an anderen Gefäßen	siehe Anlage 5
ZE152	Perkutan-transluminale Fremdkörperentfernung und Thrombektomie an intrakraniellen Gefäßen unter Verwendung eines Stentretriever-Systems	siehe Anlage 5
ZE158	Vagusnervstimulationssysteme, mit Sondenimplantation	13.748,46 €
ZE159	Vagusnervstimulationssysteme, ohne Sondenimplantation	11.175,65 €

Für 2026 ist das ZE für den DE-Stent weggefallen – zudem ist die preisliche Differenz (sowohl absolut, als auch relativ) eines DE-Ballons zwischen dem ZE136 der Kardiologen und dem ZE 137 der Angiologen noch immer vorhanden (186,96 € vs. 98,35 € für einen Ballon), wobei letzteres im Vergleich zum Vorjahr klar abgewertet wurde.

Das ehemalige unbepreiste ZE202x-197 für den Thrombektomie-Aspirationskatheter bleibt gelöscht – und ist lediglich für den neurokraniellen Bereicht als bepreistes ZE vorhanden (ZE175). An unbepreisten ZEs mit einem Bezug zur Kardio/Angiologie gibt es für 2026:

Zusatzentgelt	**Bezeichnung**
ZE2026-02 [4)]	Links- und rechtsventrikuläre Herzassistenzsysteme („Kunstherz")
ZE2026-03 [4)]	ECMO und PECLA
ZE2026-13 [4)]	Immunadsorption
ZE2026-22 [4)]	IABP
ZE2026-62 [4)]	Mikroaxial-Blutpumpe
ZE2026-107 [4)]	Medikamente-freisetzende bioresorbierbare Koronarstents
ZE2026-163 [4)]	Gabe von Macitentan, oral
ZE2026-164 [4)]	Gabe von Riociguat, oral
ZE2026-190 [4)]	Längerfristige Beatmungsentwöhnung

[4)] Nach § 5 Abs. 2 Satz 3 der Fallpauschalenvereinbarung 2026 ist für diese Zusatzentgelte das bisher krankenhausindividuell vereinbarte Entgelt der Höhe nach bis zum Beginn des Wirksamwerdens der neuen Budgetvereinbarung weiter zu erheben. Dies gilt auch, sofern eine Anpassung der entsprechenden OPS-Kodes erfolgt sein sollte.

29 Änderungen 2026 gegenüber 2025

29.1 ICD

Für 2026 wurde die Kodierung der kardiologischen Diagnosen nur geringfügig verändert. Insgesamt sind folgende Änderungen von (ggf. fachübergreifendem) Interesse:

Amyloidose
Ab 2026 können Amyloidosen wie folgt differenzierter erfasst werden:

E85.3	Sekundäre systemische Amyloidose
.30	Systemische AL-Amyloidose
	Inkl.: Systemische Leichtkettenamyloidose
.38	Sonstige sekundäre systemische Amyloidose
	Amyloidose in Verbindung mit Hämodialyse
E85.4	Organbegrenzte Amyloidose
	Lokalisierte (AL-)Amyloidose
E85.8-	Sonstige Amyloidose
.80	Wildtyp-ATTR-Amyloidose [wtATTR]
.88	Sonstige Amyloidose
	AL-Amyloidose o.n.A.

Vorhofflimmern
Für 2026 wurde klargestellt, dass unter dem Begriff „Vorhofflimmern" auch die Brady- und die Tachyarrhythmia absoluta subsummieren.

Komplikationen durch Prothesen, Implantate oder Transplantate im Herzen und in den Gefäßen (T82.-)
Die Systematik der Erfassung von infektiösen/entzündlichen Komplikationen an Herz & Gefäßen ist restrukturiert worden – und dabei gleich um eine Reihe von Inklusive/Exklusiva erweitert, um Interpretationsspielraum z.B. i.R. von Fallprüfungen einzuengen:

T82.6 Infektion und entzündliche Reaktion durch eine Herzklappenprothese
Infektion und entzündliche Reaktion durch Herzklappentransplantat (allogen) (autolog) (xenogen)

T82.7- Infektion und entzündliche Reaktion durch sonstige Geräte, Implantate oder Transplantate im Herzen und in den Gefäßen

.70 Infektion und entzündliche Reaktion durch ein kardiales elektronisches Gerät
Infektion und entzündliche Reaktion durch:

- Herzschrittmacher
- implantierbarer Kardioverter-Defibrillator [ICD]

Exkl.: Infektion und entzündliche Reaktion durch:

- Gegenpulsationsgerät in der Aorta (T82.72)
- Herzunterstützungssystem (T82.72)
- künstliches Herz (T82.72)

.71 Infektion und entzündliche Reaktion durch Implantat und Transplantat im Herzen
Infektion und entzündliche Reaktion durch:

- Koronararterienstent
- Okkluder (bei Septumdefekten)

Exkl.: Infektion und entzündliche Reaktion durch:

- Herzklappenprothese (T82.6)
- Herzklappentransplantat (allogen) (autolog) (xenogen) (T82.6)
- Herzschrittmacher (T82.70)
- Herzunterstützungssystem (T82.72)
- implantierbarer Kardioverter-Defibrillator [ICD] (T82.70)
- künstliches Herz (T82.72)

.72 Infektion und entzündliche Reaktion durch Herzunterstützungssystem und künstliches Herz
Infektion und entzündliche Reaktion durch:

- epikardiales Ventrikelunterstützungssystem
- Gegenpulsationsgerät in der Aorta

Exkl.: Infektion und entzündliche Reaktion durch:

- Herzschrittmacher (T82.70)
- implantierbarer Kardioverter-Defibrillator [ICD] (T82.70)

.73 Infektion und entzündliche Reaktion durch Gefäßimplantat und Gefäßtransplantat
Infektion und entzündliche Reaktion durch arteriovenösen Shunt mit Implantat oder Transplantat

.74 Infektion und entzündliche Reaktion durch zentralen Gefäßkatheter und Dialysekatheter
Infektion und entzündliche Reaktion durch:

- Pulmonaliskatheter
- zentralen Venenkatheter

.75 Infektion und entzündliche Reaktion durch Port

Korrektur und Palliation eines angeborenen Herzfehlers in der Eigenanamnese

Die Nachsorge von Kindern oder auch Erwachsenen mit angeborenen Herzfehlern ist verhältnismäßig aufwändig und spezialisiert. Ab 2026 ist dies per ICD-10 erfassbar – gleichermaßen für interventionell wie chirurgisch korrigierte/palliierte Patienten:

Z92.80 Interventionelle Korrektur und Palliation eines angeborenen Herzfehlers in der Eigenanamnese

Z98.80 Zustand nach herzchirurgischem Eingriff zur Korrektur und Palliation eines angeborenen Herzfehlers

29.2 CC-Matrix

Für das Jahr 2026 wurden mögliche Änderungen der CC-Matrix bei Redaktionsschluss (01/2026) noch nicht veröffentlicht.

29.3 OPS

Bei den OPS hat es für 2026 nur sehr wenige Veränderungen bzw. Neuerungen gegeben. Im Einzelnen sind das:

Defibrillator mit subkutaner oder sonstiger extravasaler Elektrode

Bei den ersten Defibrillatoren mit einer Elektrode außerhalb des Gefäßsystems wurden die Elektroden subkutan implantiert – aufgrund der technischen Weiterentwicklung wurde es notwendig, die genaue Lage der Elektrode zu erfassen:

5-377.j	Defibrillator mit extravasaler Elektrode
.j0	Mit subkutaner Elektrode
.j1	Mit substernaler Elektrode

Gekoppelte intrakardiale Impulsgeneratoren

Die ersten intrakardialen Impulsgeneratoren waren rechtsventrikuläre 1-Kammersysteme. Für die AV-sequenzielle Stimulation werden 2 Einzelgeräte implantiert, die dann miteinander kommunizieren. Deshalb wurde die Notwendigkeit der Erfassung des Implantationsortes evident:

5-377.k	Intrakardialer Impulsgenerator
.k0	Rechtsventrikulär
.k1	Rechtsatrial

Entfernung, Wechsel und Korrektur eines Herzschrittmachers und Defibrillators

Der für 2026 neu geschaffene Schlüssel für die Defibrillatoren mit substernaler Elektrode muss folgerichtig bei den verschiedenen Implantationsformen abbildbar sein. Im Einzelnen wäre das:

5-378.b Systemumstellung Herzschrittmacher auf Herzschrittmacher, Defibrillator oder intrakardialen Impulsgenerator

.bf Herzschrittmacher auf Defibrillator mit substernaler Elektrode

5-378.c Systemumstellung Defibrillator auf Defibrillator, Herzschrittmacher oder intrakardialen Impulsgenerator

.cn Defibrillator auf Defibrillator mit substernaler Elektrode

.cp Defibrillator mit substernaler Elektrode auf Defibrillator mit Einkammer-Stimulation, ohne atriale Detektion

.cq Defibrillator mit substernaler Elektrode auf Defibrillator mit Einkammer-Stimulation, mit atrialer Detektion

.cr Defibrillator mit substernaler Elektrode auf Defibrillator mit Zweikammer-Stimulation

.cs Defibrillator mit substernaler Elektrode auf Defibrillator mit biventrikulärer Stimulation, ohne Vorhofelektrode

.ct Defibrillator mit substernaler Elektrode auf Defibrillator mit biventrikulärer Stimulation, mit Vorhofelektrode

5-378.d Systemumstellung intrakardialer Impulsgenerator auf Herzschrittmacher oder Defibrillator

.da Intrakardialer Impulsgenerator auf Defibrillator mit substernaler Elektrode

Koronare Rotationsatherektomie

Manche Begrifflichkeiten sind an die Erstmethodik gebunden – „Tempo" statt „Taschentuch" wäre so ein Beispiel. Auch in der Kardiologie gibt es so etwas – weswegen rein begrifflich die „Rotablation" aufgeweitet werden musste:

8-837.5 Rotationsatherektomie

Inkl.: Bypassgefäß

Rotablation, orbitale Atherektomie

Hinw.: Die Abtragung erfolgt durch einen rotierenden Fräskopf an der Katheterspitze oder eine kreisende Fräszone am Katheter

29.4 Deutsche Kodierrichtlinien 2026

Die Veränderungen der DKR waren 2026 insgesamt sehr moderat. Die Inidizierung der durch den Schlichtungsausschuss auf Bundesebene entschiedenen Streitfragen hilft bei der Zuordnung. Dafür gibt es in den DKR einen eigenen Anhang (Anhang C), der im Index auch auflistet, wo genau diese Entscheidungen Einzug in die Formulierung der DKR gehalten hat.

Auf eine detaillierte Darstellung gleichermaßen der Veränderungen per se wie auch der Entscheidungen des Schlichtungsausschusses wird an dieser Stelle verzichtet – hier bitten wir, die Regelung im Wortlaut genau zu lesen. Daher sind sie im Folgenden nur aufgelistet:

Mit direktem Bezug zur Kardiologie

Keine

Ohne direkten Bezug zur Kardiologie

Es ergaben sich Änderungen in: D011y; D012y; P003s; P005y; 0401y; 0911y; 1001w; 1604a; 1917u – sämtlich als Anpassung an Änderungen in der ICD-10GM.

29.5 AOP

Beim Inhalt des AOP-Katalogs gab es für 2026 keine Neuerungen. Das war angesichts der massiven Ausweitung der Hybrid-DRG in der Kardiologie auch nicht zu erwarten. Auch bei den Kontextfaktoren gab es keine relevanten Neuerungen. Was allerdings auch nicht erfolgt ist, ist die formale Abgrenzung AOP vs. Hybrid für Leistungen, die theoretisch beides sein können – einschließlich einer Reihenfolge der Prüfung.

29.6 Hybrid-DRG

Für 2026 gab es massive Umbauten – quasi alle kardiologischen Kernleistungen außerhalb komplexer Prozeduren und Klappen sind nun Bestandteil des Hybrid-Katalogs. In der Masse der Fälle bedeutet das sehr relevante Vergütungseinbußen – für einige wenige aber (Beispiel: Ablationen) erfolgte aufgrund der Rechenlogik eine Aufwertung. Anbei die Auflistung für die Kardiologie:

Hybrid -DRG	Fallpauschale der Hybrid-DRG ohne postoperative Nachbe-handlung im Krankenhaus (Spalte A) in Euro	Fallpauschale der Hybrid-DRG zuzüglich postoperativer Nachbe-handlung im Krankenhaus (Spalte B) in Euro	Mut-ter-DRG	Erlös ohne Abschläge	Differenz Hybrid zu DRG ohne Abschläge	Erlös inkl. Ab-schläge	Differenz Hybrid zu DRG inkl. Abschläge
F01M	10.067,56	10.097,56	F01C	13.056,80 €	-2.989,24 €	12.322,13	-2.254,57 €
F01N	7.484,31	7.514,31	F01E	10.791,21 €	-3.306,90 €	8.151,70	-667,39 €
F01O	6.163,41	6.193,41	F01F	9.471,46 €	-3.308,05 €	6.625,18	-461,77 €
F02M	6.489,52	6.519,52	F02A	8.837,97 €	-2.348,45 €	6.897,93	-408,41 €
F02N	5.088,25	5.118,25	F02B	7.531,41 €	-2.443,16 €	6.449,21	-1.360,96 €
F19M	4.877,78	4.907,78	F19B	7.307,05 €	-2.429,27 €	5.393,41	-515,63 €
F24M	3.702,33	3.732,33	F24B	6.202,86 €	-2.500,53 €	4.148,44	-446,11 €
F49M	2.727,96	2.757,96	F49D	5.059,07 €	-2.331,11 €	2.674,71	53,25 €
F49N	2.504,25	2.534,25	F49D	5.059,07 €	-2.554,82 €	2.674,71	-170,46 €
F49O	2.615,59	2.645,59	F49E	4.025,26 €	-1.409,67 €	2.520,74	94,85 €

Hybrid -DRG	Fallpauschale der Hybrid-DRG ohne postoperative Nachbehandlung im Krankenhaus (Spalte A) in Euro	Fallpauschale der Hybrid-DRG zuzüglich postoperativer Nachbehandlung im Krankenhaus (Spalte B) in Euro	Mutter-DRG	Erlös ohne Abschläge	Differenz Hybrid zu DRG ohne Abschläge	Erlös inkl. Abschläge	Differenz Hybrid zu DRG inkl. Abschläge
F49P	2.047,45	2.077,45	F49E	4.025,26 €	-1.977,81 €	2.520,74	-473,29 €
F49Q	1.927,53	1.957,53	F49F	2.982,65 €	-1.055,12 €	1.891,65	35,88 €
F49R	1.144,01	1.174,01	F49F	2.982,65 €	-1.838,64 €	1.891,65	-747,64 €
F50M	7.406,84	7.436,84	F50A	8.626,81 €	-1.219,97 €	6.801,15	605,69 €
F50N	5.068,89	5.098,89	F50B	7.029,91 €	-1.961,02 €	5.323,02	-254,13 €
F50O	3.599,30	3.629,30	F50C	5.221,84 €	-1.622,54 €	3.822,90	-223,60 €
F52M	3.164,57	3.194,57	F52B	4.627,95 €	-1.463,38 €	3.083,83	80,74 €
F56M	3.466,64	3.496,64	F56B	5.375,81 €	-1.909,17 €	3.576,54	-109,90 €
F56N	3.014,91	3.044,91	F56B	5.375,81 €	-2.360,90 €	3.576,54	-561,63 €
F58M	2.938,99	2.968,99	F58B	3.950,47 €	-1.011,48 €	2.604,32	334,67 €

Hybrid -DRG	Fallpauschale der Hybrid-DRG ohne postoperative Nachbehandlung im Krankenhaus (Spalte A) in Euro	Fallpauschale der Hybrid-DRG zuzüglich postoperativer Nachbehandlung im Krankenhaus (Spalte B) in Euro	Mutter-DRG	Erlös ohne Abschläge	Differenz Hybrid zu DRG ohne Abschläge	Erlös inkl. Abschläge	Differenz Hybrid zu DRG inkl. Abschläge
F58N	2.309,52	2.339,52	F58B	3.950,47 €	-1.640,95 €	2.604,32	-294,80 €
F59M	5.366,75	5.396,75	F59B	7.667,79 €	-2.301,04 €	5.208,64	158,11 €
F59N	3.422,66	3.452,66	F59D	5.485,79 €	-2.063,13 €	3.712,92	-290,26 €
F59O	2.742,29	2.772,29	F59E	4.412,39 €	-1.670,10 €	3.101,43	-359,14 €
F59P	2.087,96	2.117,96	F59F	3.149,82 €	-1.061,86 €	2.437,15	-349,19 €
F95M	7.123,54	7.153,54	F95A	8.859,97 €	-1.736,43 €	8.200,09	-1.076,55 €
F95N	5.443,60	5.473,60	F95B	7.768,97 €	-2.325,37 €	7.588,60	-2.145,00 €

30 Verbringungen

Die Definition einer Verbringung kann in den Allgemeinen Bedingungen der Krankenhausbehandlung (Landesvertrag nach § 112 Abs. 2 Satz 1 Nr. 1 SGB V) in den Bundesländern unterschiedlich definiert sein.

Im Landesvertrag 2006 von Baden-Württemberg wurde z. B. die Verbringung beispielsweise festgelegt:

Zitat: *§ 7 Verweisung, Verbringung und Verlegung*

(1) ...

(2) Eine Verlegung liegt nicht vor, wenn der Patient während des stationären Aufenthaltes zur Mitbehandlung in ein anderes Krankenhaus verbracht wird und er an demselben Tag wieder in ersteres zurückkehrt (Verbringung). Bei der Verbringung verbleibt der Patient weiterhin in der verantwortlichen Zuständigkeit des ersteren Krankenhauses.

Es gibt also weder eine gesetzliche Grundlage einer „24-Stunden-Regel", noch kann eine Verbringung vorliegen, wenn z. B. weitreichende therapeutische Überlegungen im zweiten Krankenhaus stattfinden, ohne dass das erste Krankenhaus einen Einfluss darauf hatte.

Zur Kodierung von Verbringungsfällen ist jedoch bundesweit in der DKR P016 eindeutig festgelegt, dass die verbringende Klinik die durchgeführten Prozeduren zu verschlüsseln hat, schließlich rechnet sie ja auch die Leistung gegenüber der Krankenkasse ab [DKR P016].

31 Ambulantes Operieren

Gemäß § 115b SGB V sind die Kliniken verpflichtet, die im AOP-Katalog aufgelisteten Leistungen ambulant durchzuführen. 2023 entfiel die Unterteilung in Eingriffe, die „in der Regel ambulant" und Eingriffe, die „entweder ambulant oder stationär" durchgeführt werden können aufgrund der Einführung der Kontextfaktoren. Per se ist damit natürlich auch weiterhin eine stationäre Leistungserbringung nicht ausgeschlossen.

Um einen reibungslosen Ablauf im Krankenhaus zu gewährleisten, ist es unumgänglich, dass die aufnehmenden Ärzte um die Bedeutung des AOP-Kataloges wissen, und für das jeweilige Haus die wichtigsten AOP-Prozeduren kennen. Nur so kann bereits bei der Aufnahme entschieden werden, ob ein Patient stationär oder ambulant geführt wird. Die Gründe für diese Entscheidung müssen auch in jedem Fall schriftlich in der Akte dokumentiert sein, da ansonsten die Gefahr eines negativen MD-Gutachtens zur primären Fehlbelegung extrem hoch ist.

In diesem Bereich hat es aktuell für die Kardiologie einige inhaltliche Veränderungen gegeben. Wir verweisen auf die entsprechenden Kataloge.

31.1 AOP-Fall wird stationär aufgenommen

Entwickelt sich im Rahmen eines ambulanten OPs eine Komplikation, die die stationäre Aufnahme des Patienten nach sich zieht, so ist die ursprüngliche Diagnose des AOP-Falles auch die Hauptdiagnose des stationären Falles. Die Komplikation wird dann nur zur Nebendiagnose [MD 2, So-001].

31.2 AOP-Systematik

Der Katalog ambulant durchführbarer Operationen und sonstiger stationsersetzender Eingriffe gem. § 115b SGB V gliedert sich aus Gründen der Übersichtlichkeit und der EBM-Systematik in drei Abschnitte. Während Abschnitt 1 die OPS-Schlüssel auflistet, deren entsprechende EBM-Nummern im Anhang 2 zu Kapitel 31 des EBM-Kataloges zu finden sind, wird im Abschnitt 2 eine direkte Zuordnung zwischen OPS-Schüssel und EBM-Nummer dargestellt. Abschnitt 3 enthält keine typischen kardiologischen Eingriffe und wird darum hier nicht abgebildet. Die ursprüngliche Differenzierung in die Kategorien „1" und „2" (Leistungen, die in der Regel ambulant erbracht werden können & Leistungen, die sowohl ambulant als auch stationär erbracht werden können) ist mit der Umstrukturierung 2023 weggefallen. Seither sind alle Leistungen des AOP-Kataloges strikt ambulant.

31.3 AOP-Kataloge

Als Referenz seien hier die AOP-Kataloge aufgeführt. Für weiterführende Informationen bitten wir darum, sich bei den einschlägigen Quellen (s. Linksammlung weiter hinten im Buch) ggf. genauer kundig zu machen.

Abschnitt 1:
Maßnahmen aus Anhang 2 zu Kapitel 31 des EBM

OPS-Kode 2026	Zusatzkennzeichen 2026 ([1])	OPS-Text 2026	EBM-Nr. ([2])	EBM-Leistung	Anmerkungen
5-377.1		Implantation eines Herzschrittmachers, Defibrillators und Ereignis-Rekorders: Schrittmacher, Einkammersystem			
5-377.2		Implantation eines Herzschrittmachers, Defibrillators und Ereignis-Rekorders: Schrittmacher, Zweikammersystem, mit einer Schrittmachersonde			
5-377.30		Implantation eines Herzschrittmachers, Defibrillators und Ereignis-Rekorders: Schrittmacher, Zweikammersystem, mit zwei Schrittmachersonden: Ohne antitachykarde Stimulation			
5-377.31		Implantation eines Herzschrittmachers, Defibrillators und Ereignis-Rekorders: Schrittmacher, Zweikammersystem, mit zwei Schrittmachersonden: Mit antitachykarder Stimulation			
5-378.01		Entfernung, Wechsel und Korrektur eines Herzschrittmachers und Defibrillators: Aggregatentfernung: Schrittmacher, Einkammersystem			
5-378.02		Entfernung, Wechsel und Korrektur eines Herzschrittmachers und Defibrillators: Aggregatentfernung: Schrittmacher, Zweikammersystem			

Abschnitt 1:
Maßnahmen aus Anhang 2 zu Kapitel 31 des EBM

OPS-Kode 2026	Zusatzkennzeichen 2026 (1)	OPS-Text 2026	EBM-Nr. (2)	EBM-Leistung	Anmerkungen
5-378.05		Entfernung, Wechsel und Korrektur eines Herzschrittmachers und Defibrillators: Aggregatentfernung: Defibrillator mit Zweikammer-Stimulation			
5-378.0a		Entfernung, Wechsel und Korrektur eines Herzschrittmachers und Defibrillators: Aggregatentfernung: Schrittmacher, biventrikuläre Stimulation [Dreikammersystem], ohne Vorhofelektrode			
5-378.0b		Entfernung, Wechsel und Korrektur eines Herzschrittmachers und Defibrillators: Aggregatentfernung: Schrittmacher, biventrikuläre Stimulation [Dreikammersystem], mit Vorhofelektrode			
5-378.0c		Entfernung, Wechsel und Korrektur eines Herzschrittmachers und Defibrillators: Aggregatentfernung: Defibrillator mit Einkammer-Stimulation, ohne atriale Detektion			
5-378.0d		Entfernung, Wechsel und Korrektur eines Herzschrittmachers und Defibrillators: Aggregatentfernung: Defibrillator mit Einkammer-Stimulation, mit atrialer Detektion			

Abschnitt 1:
Maßnahmen aus Anhang 2 zu Kapitel 31 des EBM

OPS-Kode 2026	Zusatzkennzeichen 2026 (1)	OPS-Text 2026	EBM-Nr. (2)	EBM-Leistung	Anmerkungen
5-378.0e		Entfernung, Wechsel und Korrektur eines Herzschrittmachers und Defibrillators: Aggregatentfernung: Defibrillator mit biventrikulärer Stimulation, ohne Vorhofelektrode			
5-378.0f		Entfernung, Wechsel und Korrektur eines Herzschrittmachers und Defibrillators: Aggregatentfernung: Defibrillator mit biventrikulärer Stimulation, mit Vorhofelektrode			
5-378.18		Entfernung, Wechsel und Korrektur eines Herzschrittmachers und Defibrillators: Sondenentfernung: Schrittmacher			
5-378.31		Entfernung, Wechsel und Korrektur eines Herzschrittmachers und Defibrillators: Sondenkorrektur: Schrittmacher, Einkammersystem			
5-378.32		Entfernung, Wechsel und Korrektur eines Herzschrittmachers und Defibrillators: Sondenkorrektur: Schrittmacher, Zweikammersystem			

Abschnitt 1: Maßnahmen aus Anhang 2 zu Kapitel 31 des EBM					
OPS-Kode 2026	Zusatzkennzeichen 2026 (1)	OPS-Text 2026	EBM-Nr. (2)	EBM-Leistung	Anmerkungen
5-378.41		Entfernung, Wechsel und Korrektur eines Herzschrittmachers und Defibrillators: Lagekorrektur des Aggregats: Schrittmacher, Einkammersystem			
5-378.42		Entfernung, Wechsel und Korrektur eines Herzschrittmachers und Defibrillators: Lagekorrektur des Aggregats: Schrittmacher, Zweikammersystem			
5-378.45		Entfernung, Wechsel und Korrektur eines Herzschrittmachers und Defibrillators: Lagekorrektur des Aggregats: Defibrillator mit Zweikammer-Stimulation			
5-378.4a		Entfernung, Wechsel und Korrektur eines Herzschrittmachers und Defibrillators: Lagekorrektur des Aggregats: Schrittmacher, biventrikuläre Stimulation [Dreikammersystem], ohne Vorhofelektrode			

Abschnitt 1:
Maßnahmen aus Anhang 2 zu Kapitel 31 des EBM

OPS-Kode 2026	Zusatzkennzeichen 2026 (1)	OPS-Text 2026	EBM-Nr. (2)	EBM-Leistung	Anmerkungen
5-378.4b		Entfernung, Wechsel und Korrektur eines Herzschrittmachers und Defibrillators: Lagekorrektur des Aggregats: Schrittmacher, biventrikuläre Stimulation [Dreikammersystem], mit Vorhofelektrode			
5-378.4c		Entfernung, Wechsel und Korrektur eines Herzschrittmachers und Defibrillators: Lagekorrektur des Aggregats: Defibrillator mit Einkammer-Stimulation, ohne atriale Detektion			
5-378.4d		Entfernung, Wechsel und Korrektur eines Herzschrittmachers und Defibrillators: Lagekorrektur des Aggregats: Defibrillator mit Einkammer-Stimulation, mit atrialer Detektion			
5-378.4e		Entfernung, Wechsel und Korrektur eines Herzschrittmachers und Defibrillators: Lagekorrektur des Aggregats: Defibrillator mit biventrikulärer Stimulation, ohne Vorhofelektrode			
5-378.4f		Entfernung, Wechsel und Korrektur eines Herzschrittmachers und Defibrillators: Lagekorrektur des Aggregats: Defibrillator mit biventrikulärer Stimulation, mit Vorhofelektrode			

Abschnitt 1: Maßnahmen aus Anhang 2 zu Kapitel 31 des EBM					
OPS-Kode 2026	**Zusatzkennzeichen 2026 (1)**	**OPS-Text 2026**	**EBM-Nr. (2)**	**EBM-Leistung**	**Anmerkungen**
5-378.51		Entfernung, Wechsel und Korrektur eines Herzschrittmachers und Defibrillators: Aggregatwechsel (ohne Änderung der Sonde): Schrittmacher, Einkammersystem			
5-378.52		Entfernung, Wechsel und Korrektur eines Herzschrittmachers und Defibrillators: Aggregatwechsel (ohne Änderung der Sonde): Schrittmacher, Zweikammersystem			
5-378.55		Entfernung, Wechsel und Korrektur eines Herzschrittmachers und Defibrillators: Aggregatwechsel (ohne Änderung der Sonde): Defibrillator mit Zweikammer-Stimulation			
5-378.5a		Entfernung, Wechsel und Korrektur eines Herzschrittmachers und Defibrillators: Aggregatwechsel (ohne Änderung der Sonde): Schrittmacher, biventrikuläre Stimulation [Dreikammersystem], ohne Vorhofelektrode			

Abschnitt 1:
Maßnahmen aus Anhang 2 zu Kapitel 31 des EBM

OPS-Kode 2026	Zusatzkennzeichen 2026 ([1])	OPS-Text 2026	EBM-Nr. ([2])	EBM-Leistung	Anmerkungen
5-378.5b		Entfernung, Wechsel und Korrektur eines Herzschrittmachers und Defibrillators: Aggregatwechsel (ohne Änderung der Sonde): Schrittmacher, biventrikuläre Stimulation [Dreikammersystem], mit Vorhofelektrode			
5-378.5c		Entfernung, Wechsel und Korrektur eines Herzschrittmachers und Defibrillators: Aggregatwechsel (ohne Änderung der Sonde): Defibrillator mit Einkammer-Stimulation, ohne atriale Detektion			
5-378.5d		Entfernung, Wechsel und Korrektur eines Herzschrittmachers und Defibrillators: Aggregatwechsel (ohne Änderung der Sonde): Defibrillator mit Einkammer-Stimulation, mit atrialer Detektion			
5-378.5e		Entfernung, Wechsel und Korrektur eines Herzschrittmachers und Defibrillators: Aggregatwechsel (ohne Änderung der Sonde): Defibrillator mit biventrikulärer Stimulation, ohne Vorhofelektrode			

Abschnitt 1:
Maßnahmen aus Anhang 2 zu Kapitel 31 des EBM

OPS-Kode 2026	Zusatzkennzeichen 2026 (1)	OPS-Text 2026	EBM-Nr. (2)	EBM-Leistung	Anmerkungen
5-378.5f		Entfernung, Wechsel und Korrektur eines Herzschrittmachers und Defibrillators: Aggregatwechsel (ohne Änderung der Sonde): Defibrillator mit biventrikulärer Stimulation, mit Vorhofelektrode			
5-378.61		Entfernung, Wechsel und Korrektur eines Herzschrittmachers und Defibrillators: Aggregat- und Sondenwechsel: Schrittmacher, Einkammersystem			
5-378.62		Entfernung, Wechsel und Korrektur eines Herzschrittmachers und Defibrillators: Aggregat- und Sondenwechsel: Schrittmacher, Zweikammersystem			
5-378.71		Entfernung, Wechsel und Korrektur eines Herzschrittmachers und Defibrillators: Sondenwechsel: Schrittmacher, Einkammersystem			
5-378.72		Entfernung, Wechsel und Korrektur eines Herzschrittmachers und Defibrillators: Sondenwechsel: Schrittmacher, Zweikammersystem			

Abschnitt 1:
Maßnahmen aus Anhang 2 zu Kapitel 31 des EBM

OPS-Kode 2026	Zusatzkennzeichen 2026 (1)	OPS-Text 2026	EBM-Nr. (2)	EBM-Leistung	Anmerkungen
5-378.81		Entfernung, Wechsel und Korrektur eines Herzschrittmachers und Defibrillators: Kupplungskorrektur: Schrittmacher, Einkammersystem			
5-378.82		Entfernung, Wechsel und Korrektur eines Herzschrittmachers und Defibrillators: Kupplungskorrektur: Schrittmacher, Zweikammersystem			
5-378.85		Entfernung, Wechsel und Korrektur eines Herzschrittmachers und Defibrillators: Kupplungskorrektur: Defibrillator mit Zweikammer-Stimulation			
5-378.8a		Entfernung, Wechsel und Korrektur eines Herzschrittmachers und Defibrillators: Kupplungskorrektur: Schrittmacher, biventrikuläre Stimulation [Dreikammersystem], ohne Vorhofelektrode			
5-378.8b		Entfernung, Wechsel und Korrektur eines Herzschrittmachers und Defibrillators: Kupplungskorrektur: Schrittmacher, biventrikuläre Stimulation [Dreikammersystem], mit Vorhofelektrode			

Abschnitt 1:
Maßnahmen aus Anhang 2 zu Kapitel 31 des EBM

OPS-Kode 2026	Zusatzkennzeichen 2026 (1)	OPS-Text 2026	EBM-Nr. (2)	EBM-Leistung	Anmerkungen
5-378.8c		Entfernung, Wechsel und Korrektur eines Herzschrittmachers und Defibrillators: Kupplungskorrektur: Defibrillator mit Einkammer-Stimulation, ohne atriale Detektion			
5-378.8d		Entfernung, Wechsel und Korrektur eines Herzschrittmachers und Defibrillators: Kupplungskorrektur: Defibrillator mit Einkammer-Stimulation, mit atrialer Detektion			
5-378.8e		Entfernung, Wechsel und Korrektur eines Herzschrittmachers und Defibrillators: Kupplungskorrektur: Defibrillator mit biventrikulärer Stimulation, ohne Vorhofelektrode			
5-378.8f		Entfernung, Wechsel und Korrektur eines Herzschrittmachers und Defibrillators: Kupplungskorrektur: Defibrillator mit biventrikulärer Stimulation, mit Vorhofelektrode			
5-378.b0		Entfernung, Wechsel und Korrektur eines Herzschrittmachers und Defibrillators: Systemumstellung Herzschrittmacher, Einkammersystem auf Herzschrittmacher, Zweikammersystem			

Abschnitt 1:
Maßnahmen aus Anhang 2 zu Kapitel 31 des EBM

OPS-Kode 2026	Zusatzkennzeichen 2026 (1)	OPS-Text 2026	EBM-Nr. (2)	EBM-Leistung	Anmerkungen
5-378.b3		Entfernung, Wechsel und Korrektur eines Herzschrittmachers und Defibrillators: Systemumstellung Herzschrittmacher, Zweikammersystem auf Herzschrittmacher, Einkammersystem			
5-378.b6		Entfernung, Wechsel und Korrektur eines Herzschrittmachers und Defibrillators: Systemumstellung Herzschrittmacher, biventrikuläre Stimulation [Dreikammersystem] auf Herzschrittmacher, Einkammersystem			
5-378.b7		Entfernung, Wechsel und Korrektur eines Herzschrittmachers und Defibrillators: Systemumstellung Herzschrittmacher, biventrikuläre Stimulation [Dreikammersystem] auf Herzschrittmacher, Zweikammersystem			

Abschnitt 2:
Maßnahmen außerhalb Anhang 2 zu Kapitel 31 des EBM

OPS-Kode 2026	Zusatzkennzeichen 2026 (1)	OPS-Text 2026	EBM-Nr. (2)	EBM-Leistung	Anmerkungen
1-275.0		Transarterielle Linksherz-Katheteruntersuchung: Koronarangiographie ohne weitere Maßnahmen	34291	Herzkatheteruntersuchung mit Koronarangiographie	01520
1-275.1		Transarterielle Linksherz-Katheteruntersuchung: Koronarangiographie und Druckmessung im linken Ventrikel	34291	Herzkatheteruntersuchung mit Koronarangiographie	01520
1-275.2		Transarterielle Linksherz-Katheteruntersuchung: Koronarangiographie, Druckmessung und Ventrikulographie im linken Ventrikel	34291	Herzkatheteruntersuchung mit Koronarangiographie	01520
1-275.3		Transarterielle Linksherz-Katheteruntersuchung: Koronarangiographie, Druckmessung und Ventrikulographie im linken Ventrikel, Druckmessung in der Aorta und Aortenbogendarstellung	34291	Herzkatheteruntersuchung mit Koronarangiographie	01520
1-275.4		Transarterielle Linksherz-Katheteruntersuchung: Koronarangiographie, Druckmessung in der Aorta und Aortenbogendarstellung	34291	Herzkatheteruntersuchung mit Koronarangiographie	01520
1-275.5		Transarterielle Linksherz-Katheteruntersuchung: Koronarangiographie von Bypassgefäßen	34291	Herzkatheteruntersuchung mit Koronarangiographie	01520

Abschnitt 2:
Maßnahmen außerhalb Anhang 2 zu Kapitel 31 des EBM

OPS-Kode 2026	Zusatzkennzeichen 2026 (1)	OPS-Text 2026	EBM-Nr. (2)	EBM-Leistung	Anmerkungen
1-275.6		Transarterielle Linksherz-Katheteruntersuchung: Ventrikulographie mit Druckmessung im linken Ventrikel und Aortenbogendarstellung	34291*	Herzkatheteruntersuchung mit Koronarangiographie	01520*
1-276.0		Angiokardiographie als selbständige Maßnahme: Pulmonalisangiographie	34290*	Angiokardiographie bei Kindern, Jugendlichen	ohne Altersbeschränkung
1-276.20		Angiokardiographie als selbständige Maßnahme: Ventrikulographie: Rechter Ventrikel	34290*	Angiokardiographie bei Kindern, Jugendlichen	ohne Altersbeschränkung
1-276.21		Angiokardiographie als selbständige Maßnahme: Ventrikulographie: Linker Ventrikel	34290*	Angiokardiographie bei Kindern, Jugendlichen	"ohne Altersbeschränkung 01520*"
1-276.22		Angiokardiographie als selbständige Maßnahme: Ventrikulographie: Rechter und linker Ventrikel	34290*	Angiokardiographie bei Kindern, Jugendlichen	"ohne Altersbeschränkung 01520*"

Abschnitt 2:
Maßnahmen außerhalb Anhang 2 zu Kapitel 31 des EBM

OPS-Kode 2026	Zusatzkennzeichen 2026 (1)	OPS-Text 2026	EBM-Nr. (2)	EBM-Leistung	Anmerkungen
1-279.a		Andere diagnostische Katheteruntersuchung an Herz und Gefäßen: Koronarangiographie mit Bestimmung der intrakoronaren Druckverhältnisse durch Druckdrahtmessung	34291 + 34298	Herzkatheteruntersuchung mit Koronarangiographie + Zuschlag für die Messung der myokardialen fraktionellen Flussreserve	01520
3-05g.1		Endosonographie des Herzens: Intrakoronare Flussmessung	34291* + 34298*	Herzkatheteruntersuchung mit Koronarangiographie + Zuschlag für die Messung der myokardialen fraktionellen Flussreserve	01520*
3-602		Arteriographie des Aortenbogens	34283 + 34285	Serienangiographie + Zuschlag	01530 bzw. 01531

Abschnitt 2:
Maßnahmen außerhalb Anhang 2 zu Kapitel 31 des EBM

OPS-Kode 2026	Zusatzkennzeichen 2026 (1)	OPS-Text 2026	EBM-Nr. (2)	EBM-Leistung	Anmerkungen
8-837.00		Perkutan-transluminale Gefäßintervention an Herz und Koronargefäßen: Ballon-Angioplastie: Eine Koronararterie	34291 + 34292	Herzkatheteruntersuchung mit Koronarangiographie + Zuschlag Intervention (PTCA, Stent)	01522
8-837.k0		Perkutan-transluminale Gefäßintervention an Herz und Koronargefäßen: Einlegen eines nicht medikamentefreisetzenden Stents: Ein Stent in eine Koronararterie	34291 + 34292	Herzkatheteruntersuchung mit Koronarangiographie + Zuschlag Intervention (PTCA, Stent)	01522
8-837.m0		Perkutan-transluminale Gefäßintervention an Herz und Koronargefäßen: Einlegen eines medikamentefreisetzenden Stents: Ein Stent in eine Koronararterie	34291 + 34292	Herzkatheteruntersuchung mit Koronarangiographie + Zuschlag Intervention (PTCA, Stent)	01522

Abschnitt 2:
Maßnahmen außerhalb Anhang 2 zu Kapitel 31 des EBM

OPS-Kode 2026	Zusatzkennzeichen 2026 ([1])	OPS-Text 2026	EBM-Nr. ([2])	EBM-Leistung	Anmerkungen
8-640.0		Elektrische Konversion des Herz-rhythmus: Externe elektrische Defibrillation (Kardioversion) des Herzrhythmus: Synchronisiert (Kardioversion)	13552 oder 13552 + 33020 + 33023	Externe elektrische Kardioversion oder Externe elektrische Kardioversion + Echokardiographie (M-Mode- und B-Mode-Verfahren) + Zuschlag TEE	

([1]) Bei OPS-Kodes, die mit einem Pfeil (↔) gekennzeichnet sind, handelt es sich um Prozedurenkodes, die im offiziellen OPS Version 2025 eine Seitenangabe vorsehen. Im Katalog ambulantes Operieren bedeutet der Pfeil, dass es sich hier grundsätzlich um einseitige Eingriffe handelt. Beidseitige Eingriffe können zu diesen Kodes nur dann von Krankenhäusern im Rahmen des Vertrages nach § 115 b SGB V erfolgen, wenn diese Leistungen in der Vergangenheit bereits üblicher Weise von den Krankenhäusern ambulant erbracht und abgerechnet wurden. Die abschließende Definition beidseitiger Eingriffe, die in den Katalog ambulantes Operieren aufgenommen werden sollen, wird bei der nächsten Überarbeitung erfolgen. Bei OPS-Kodes mit den im Katalog aufgeführten Zusatzkennzeichen R für rechts, L für links oder B für beidseits können einseitige oder beidseitige Eingriffe im Rahmen des Vertrages nach § 115 b SGB V erbracht werden. Abrechnungsgrundlage sind die Regelungen des EBM.

([2]) In Einzelfällen ist eine eindeutige Zuordnung eines OPS-Kodes zu einer EBM-Leistung aus fachlichen Gründen nicht möglich. In diesen Fällen wurde der OPS-Kode zweimal in den Katalog aufgenommen mit jeweils unterschiedlicher EBM-Zuordnung. In anderen Fällen wurden mehrere EBM-Leistungen einem OPS-Kode zugeordnet. Dies erfolgte dann, wenn die Abrechnung mehrerer EBM-Leistungen bei diesem OPS-Kode obligat ist.wurden mehrere EBM-Leistungen einem OPS-Kode zugeordnet. Dies erfolgte dann, wenn die Abrechnung mehrerer EBM-Leistungen bei diesem OPS-Kode obligat ist.

32 Hybrid-DRG

Vor 2 Jahren ist der § 115 SGB V erweitert worden. Die Hybrid-DRG bilden dabei die erweiterte Idee der Ambulantisierung ab – quasi zwischen „einfacher ambulanter Leistung" (i. S. § 115b SGB V) und „zweifelsfrei stationärer Leistungserbringung". Formal heißt die dazu geschlossene Vereinbarung zwischen dem GKV-Spitzenverband und der Deutschen Krankenhausgesellschaft „Vereinbarung zu der speziellen sektorengleichen Vergütung (Hybrid-DRG) gemäß § 115f SGB V".

Diese Vereinbarung wird jährlich neu geschlossen und beinhaltet eine Reihe von DRG, bei denen sowohl ambulante wie auch stationäre Leistungserbringung möglich sein kann – je nach Fallschwere/Konstellation. Egal aber, was von beiden erfolgt – die Vergütung bleibt gleich. Ganz ähnlich wie bei AOP sind auch hier niedergelassene Ärzte und Krankenhäuser gleichermaßen leistungsberechtigt (formal: Leistungserbringer gemäß § 95 Absatz 1 Satz 1 SGB V sowie Krankenhäuser nach § 108 SGB V, die die in § 115b Absatz 1 Satz 5 SGB V genannten Qualitätsvoraussetzungen erfüllen).

Unbedingt beachten sollte man dabei drei zentrale Punkte der Abrechenbarkeit bzw. Fallbetrachtung:

- Leistungen beginnen nach Abschluss der Indikationsstellung und Überprüfung der Operationsfähigkeit mit der Einleitung der Maßnahmen zur Operationsplanung und -vorbereitung und enden mit dem Abschluss der postoperativen Nachbeobachtung in der Einrichtung, in der die Operation durchgeführt wird
- Die Fallpauschale ist für die gesamte Dauer der erbrachten Leistungen nach Anlage 1 unabhängig von der Anzahl der beteiligten Leistungserbringer nur einmal berechnungsfähig
- Eine große Liste von Leistungen sind nicht zusätzlich zu einer Fallpauschale abrechenbar (s. Vereinbarung)

Für 2026 wurden quasi alle kardiologischen Kernleistungen in eine Hybrid-DRG überführt. Aufgrund der DRG-individuellen Zuordnungslogik – welche erst nach Groupierung der Ausgangs-DRG beginnt – erübrigt sich jedwede Form der abstrakteren Darstellung.

33 Link-Sammlung

Diese Liste kann als Hilfe bei weiteren Recherchen über das DRG-System dienen:

InEK GmbH: deutsches „DRG-Institut", Fallpauschalen-Katalog, Definitionshandbücher, Deutsche Kodierrichtlinien (DKR)	www.g-drg.de
Bundesministerium für Gesundheit: Gesetzestexte, Verordnungen	www.bmg.bund.de
Überleitungstabellen, Gesetzestexte, Landes- und Krankenhaus-Basisfallwerte uvm.	www.aok-gesundheitspartner.de
Webseite der Deutschen Gesellschaft für Medizincontrolling e. V. (DGfM).	www.medizincontroller.de
Kodierempfehlungen des Fachausschusses für ordnungsgemäße Kodierung und Abrechnung (FoKA) der DGfM.	foka.medizincontroller.de
Webseite der Deutschen Gesellschaft für Kardiologie-, Herz- und Kreislaufforschung e. V. (DGK)	www.dgk.org
Medizinischer Dienst Bund	www.medizinischerdienst.de

Stichwortverzeichnis

A

Abbruch Operation 183
Abbruch Prozedur 183
Abciximab 34
Ablation 141
  Beispielfälle 145
  Gekühlte Radiofrequenzablation 142
  Konventionelle Radiofrequenzablation 142
  Lokalisation 143
  mit anderen Energiequellen 143
Ablation: Methode 142
ACS 23
Aggrastat 33
Aggregatentfernung 152
Aggregatimplantation 149
Aggregatwechsel 154
Ambulantes Operieren 205
  AOP-Systematik 206
Amyloidose 56
Angina pectoris 27
  instabile 23, 27
  Postinfarkt-Angina 34
  Prinzmetal- 27
  stabile 28
Angiokardiographie 104
Angioskopie 106
Angiox 34
Antikoagulanzien 133
AOK 225
Aortendissektion 75
Aortenklappenstenose 68
Aortenruptur 76
ARVCM 56
Aszites 52
AV-Block 63

B

bare-metal stent 125
Batterieermüdung 154
Beinödem 52
Beinvenenthrombose 73
Beispielfälle
  Ablation 145
  Defibrillatoren 162
  Elektrophysiologische Untersuchung 139
  Herzinsuffizienz 54
  Herzkatheter 106
  Herzklappenerkrankung 71
  Herzrhythmusstörungen 65
  Herzschrittmacher 162
  Hypotonie 49
  ischämische Herzkrankheit 21
  kardiologische Notfälle 76
  Kardiomyopathie 57
  Koronarintervention 119
  Koronarsyndrom, akutes 23
  Myokardinfarkt 37
  pulmonale Hypertonie 49
  Rehabilitation 95
  Stammzelltransfusion 90
  Stentimplantation 134
  Symptome 17
  Synkope 59
  unterbrochene Operation 184
  vor Herztransplantation 82
  während Herztransplantation 85
Belastungsangina 28
Biopsie 103
Bivalirudin 34
Blutungsanämie 98
BMS 125
Bouveret-(Hoffmann)-Syndrom 62
Bradykardie 61
Bronchopneumonie 99
Brustschmerzen 23, 25, 75
Bundesministerium 225

C

CCS 27
Crescendoangina 27

D

DCM 55
Defibrillator 149
- Aggregatentfernung 152
- Aggregatimplantation 149
- Aggregatwechsel 154
- Beispielfälle 162
- Korrektur 156
- Systemumstellung 156
- Überprüfung 152

DES 125
DGfM 225
DGK 225
Diabetes mellitus 97
Dilatativen Verlaufsform 55
DKR
- 0901 30, 35, 133
- 0904 42
- 0908 160
- 0911 152, 155
- D002 19, 25, 73
- D003 20, 36, 75
- D010 70
- P001 18
- P004 183
- P005 32, 125, 187

DRG
- E64A 76, 77
- F12Z 163
- F18 163
- F46 57
- F49 137, 140
- F50 146
- F56 134, 135
- F58 119
- F60 38, 77, 135
- F62 54, 57
- F66 21
- F67 65, 76
- F72 139
- F73Z 49, 60
- F74Z 24, 38
- F75 49, 76
- F96Z 90
- I66 57
- Z64 87
- Z65Z 17

drug-eluting stent 125

E

Ebstein-Anomalie 69
Elektrophysiologische Untersuchung 137
- Beispielfälle 139
- kathetergestützt 137
- nicht katheter-gestützt 138

End-of-Life 154
Eptifibatid 33
EPU 137
Ereignisrekorder 160

F

Faszikelblock 63
FFRmyo 103
Floppy-Valve-Syndrom 67

G

Gicht 98
GP2b/3a-Antagonisten 32

H

Hämatom 98
Hämoperikard 31
Harnwegsinfekt 98, 99
Hauptdiagnose
- Herzklappenerkrankung 67
- Lungenembolie 73
- Myokardinfarkt 29
- Synkope 59

Hauptstammstenose 19
Hebungsinfarkte 29
Hemiblock 63
Herzblock 63
Herzinsuffizienz 51
- Beispielfälle 54
- diastolisch 52
- globale 52

Linksherzinsuffizienz 43, 51
Lungenödem 53
Rechtsherzinsuffizienz 43, 52
Herzkatheter 101
Angiokardiographien 104
Beispielfälle 106
bei univentrikulärem Herzen 105
Biopsie 103
IVUS 103
Linksherzkatheter, transarteriell 101
Linksherzkatheter, transseptal 102
Links-/Rechtsherzkatheter, kombiniert 103
Rechtsherzkatheter 102
weitere Untersuchungen 105
Herzklappenerkrankung 67
angeborene 69
Beispielfälle 71
multiple 70
nicht-rheumatisch 67
rheumatische 68
Zustand nach 70
Herzklopfen 61
Herzkrankheit
atherosklerotische 19
chronisch ischämische 19, 20, 21
hypertensive 42, 46
sonstig akute und chronische 39
Herzrhythmusstörungen 61
Beispielfälle 65
Herzschrittmacher
Aggregatentfernung 152
Aggregatimplantation 149
Aggregatwechsel 154
Beispielfälle 162
Korrektur 156
Systemumstellung 156
temporärer 159
Überprüfung 152
Herzstillstand 74
Herztransplantation 79
Beispielfälle 85, 87
vor 79
Herzwand-Aneurysma 39
HNOCM 56
HOCM 56
Hypercholesterinämie 98
Hyperlipidämie 98
Hyperthyreose 97
Hypertonie
Beispielfälle 46
benigne 41
essentielle 41
maligne 41
mit hypertensiver Krise 41
primäre 41
pulmonale 47, 49
renovaskuläre 45
sekundäre 44
Hyperurikämie 98
Hypotonie 48
Beispielfälle 49
chronische 49
durch Arzneimittel 49
idiopathische 49
orthostatische 49

I

iAP 27
ICMP 55
Impending infarction 27
InEK 225
Infektionen 99
Integrilin 33
Isolierte Sondenimplantation 150
IVUS 103

K

Kardiogener Schock 75
Kardiomyopathie 55
alimentäre 56
alkoholische 56
angeborene 56
Beispielfälle 57
dilatative 55
durch Arzneimittel 56

Herzinsuffizienz 55
hypertrophische obstruktive 56
ischämische 55
Taku-Tsubo- 56
KHK 19, 39
Kipptisch 139
Komplikationen 98
Kontraktionsmodulation 162
Kontrastmittel-Allergie 99
Koronararterienaneurysma 39
Koronarinsuffizienz 39
Koronarintervention 109
Beispielfälle 119
Übersicht 121
Koronarspasmus 27
Koronarsyndrom, akutes 23
Beispielfälle 23
Koronarthrombose 39

L

Linksherzinsuffizienz 43, 51
Linksherzkatheter 101
Linksschenkelblock 63
Lungenembolie 73
Lysetherapie 32

M

Mapping 141
MD-2 205
MD-4 27
MD-8 98, 99
MD-9 97
MD-13 16
MD-21 53, 99
MD-22 20
MD-23 99, 133
MD-26 16
MD-32 91
MD-35 97
MD-39 61
MD-47 25
MD-65 25
MD-66 73
MD-82 51, 55
MD-112 183
MD-129 98
MD-158 27
MD-172 27
MD-268 98
MD-272 138
MD-314 19
MD-338 62
MD-344 75
MD-354 183
MD-360 149
MD-384 75
MD-389 86
MD-438 51
MD-451 150
MD-455 49
Mitralklappeninsuffizienz 67
Myokardinfarkt 29
alter 35
Ausschluss 36
Beispielfälle 37
Hämoperikard 31
Komplikation bei 31
Lysetherapie 32
NSTEMI 29
Papillarmuskelruptur 31
Postinfarkt-Angina 34
Postinfarkt-Syndrom 35
rezidivierender 35
subendokardialer 30
Thrombose bei 31
transmuraler 30
Ventrikelseptumdefekt 31
Vorhofseptumdefekt 31
während Aufenthalt 30
Myokardischämie, stumme 39

N

Nebendiagnosen 16
häufige 97
Infektionen 99
Komplikationen 98

Nierenerkrankungen 98
PAVK 100
Stoffwechselerkrankungen 97
New-Onset-Angina 27
Nierenarterienstenose 45
Nierenerkrankungen 98
Nierenkrankheit
chronisch 44, 98
hypertensive 43
Nierenversagen 98
Notfälle 73
Aortendissektion 75
Beispielfälle 76
Herzstillstand 74
Kardiogener Schock 75
Lungenembolie 73
Reanimation 74
NSTEMI 29
NYHA 51

O

OCT 104
OPD-Stentsystem 125

P

Palpitationen 61, 139
Papillarmuskelruptur 31
PAVK 100
PCI 109
Perikarderguss 52
Pleuraerguss 51
Pneumonie 100
hypostatische 51, 99
Postinfarkt-Angina 34
Postinfarkt-Syndrom 35
PPH 48
Präinfarkt-Syndrom 27
Prinzmetal-Angina pectoris 27
Provokationstest 139
Prozedur 18
PVI 143

R

Reanimation 74
Rechtsherzinsuffizienz 43, 52
Rechtsherzkatheter 102
Rechtsschenkelblock 63
Rehabilitation 91
Beispielfälle 95
ReoPro 34

S

Schenkelblock 63
Schrittmacher: CCM 162
Schrittmacher: kardiale 162
Shy-Drager-Syndrom 49
Sinusbradykardie 61
Sinustachykardie 61
Slow-Flow-Syndrom 28
Spasmolyse 111
Stammzelltransfusion 89
Beispiel 90
Stanford-Klassifikation 75
Stauungsgastritis 52
Stauungsleber 52
Stauungsmilz 52
Stauungspneumonie 99
hypostatische Pneumonie 51
STEMI 29, 30
Stenosen 20
Stentimplantation 125
Beispielfälle 134
nach 133
Stenttypen 125
Stentverschluss 134
Stentverschlussprophylaxe 133
Stentverschluss
Wirkstoff 130
Stoffwechselerkrankungen 97
Symptome 16, 61
Beispielfälle 17
Syndrom
Bouveret-Hoffmann- 62
Floppy-Valve- 67
hypoplastisches Linksherz- 70

hypoplastisches Rechtsherz- 69
Karotissinus- 59
Morgagni-Adams-Stokes- 59
nephritisches 44
Postinfarkt- 35
Präinfarkt- 27
Shy-Drager- 49
Synkope 59, 139
Beispielfälle 59
EPU bei 59
hitzebedingte 59
kardiale 59
Kipptisch-Untersuchung 59
orthostatische 59
psychogene 59
vasovagale 59

T

Tachykardie 61
AV- 62
paroxymal 62
supraventrikuläre 62
ventrikuläre 62
Taku-Tsubo-Kardiomyopathie 56
TAVI 175
Thrombaspiration 111
Thrombose 31
Tirofiban 33
Troponin 23, 29
Troponinerhöhung, isoliert 38
TVT 73
Typ II Infarkt 29
Typ I Infarkt 29

U

Übersicht
Elektrophysiologie-DRGs 146
Herzschrittmacher und Defibrillatoren 164
Koronarintervention 121

V

Variant-Angina 27
Ventrikelseptumdefekt 31
Verbringung 203
Vorhofflattern 62
Vorhofflimmern 62
Vorhofseptumdefekt 31

Z

Zystitis 98, 99